Elementi essenziali per un invecchiamento sano

Suggerimenti per il fitness per adulti e anziani

DI
VITTORIA ROSA

Contenuti

Suggerimenti per il fitness per adulti e anziani

Introduzione: abbracciare il fitness negli anni successivi

Conclusione: Prosperare attraverso un invecchiamento in buona salute

Parole chiave: - Elementi essenziali dell'invecchiamento, contenuti igienici, stile di vita sano, forma fisica, assistenza di qualità, lunga vita.

Sommario

Introduzione:

Abbracciare il fitness negli anni successivi

Abbracciare il fitness in età avanzata Nel mondo di oggi, dove il perseguimento della salute e della vitalità trascende l'età, l'idea di fitness in età avanzata ha acquisito un nuovo significato. Mantenere la propria forma fisica emerge non solo come un obiettivo ma anche come una componente essenziale del proprio benessere generale mentre gli adulti e gli anziani affrontano le sfide dell'invecchiamento. Questa introduzione mira a evidenziare gli effetti trasformativi del fitness sulla qualità della vita in età avanzata e ad evidenziarne il significato.

Uno stile di vita sano non dovrebbe mai essere vincolato dall'età. In effetti, i vantaggi dell'esercizio fisico regolare diventano ancora più evidenti con l'avanzare dell'età. L'esercizio non solo migliora la forza muscolare e la salute cardiovascolare, ma migliora anche la flessibilità, l'equilibrio e la funzione cognitiva. Queste qualità sono essenziali per mantenere la propria indipendenza e ridurre il rischio di malattie croniche, che spesso accompagnano l'invecchiamento.

Inoltre, il fitness non riguarda solo la forza fisica; Sono incluse anche la resilienza mentale ed emotiva. È stato dimostrato che l'esercizio fisico regolare riduce lo stress, migliora l'umore e favorisce un senso di realizzazione e di scopo. Sviluppa una prospettiva positiva che spinge le persone a procedere verso la maturazione con certezza ed essenzialità.

Vogliamo fornire ad adulti e anziani consigli pratici sul fitness attraverso questo eBook. I lettori possono intraprendere un viaggio verso il miglioramento del benessere e della longevità comprendendo i principi dell'invecchiamento sano e incorporando il fitness nella vita quotidiana. Indipendentemente dall'età, abbracciare il fitness in età avanzata è più di una semplice scelta; è un impegno a prosperare.

Capitolo 1

Comprendere i benefici dell'esercizio fisico mentre invecchiamo

Man mano che ci avventuriamo nella vita, l'importanza di stare al passo con il lavoro diventa sempre più chiara, soprattutto con l'avanzare dell'età. L'esercizio fisico è molto più di un semplice strumento per sembrare più giovane o perdere peso; Ha un effetto sul nostro benessere fisico, mentale ed emotivo ed è una pietra angolare di un invecchiamento sano. Questa indagine approfondita approfondisce i numerosi vantaggi dell'esercizio fisico per gli anziani, concentrandosi sul suo ruolo nel migliorare la longevità, l'indipendenza e la qualità della vita.

Vantaggi fisici dell'attività fisica-

1. Condizioni del cuore: le malattie cardiovascolari come infarti e ictus hanno una probabilità significativamente inferiore di verificarsi nelle persone che svolgono attività fisica regolare. Migliora la circolazione, rafforza il muscolo cardiaco e contribuisce a mantenere sani la pressione sanguigna e i livelli di colesterolo.

2. Solida forza e densità ossea: il sollevamento pesi e altre forme di allenamento per la forza sono essenziali per mantenere la densità ossea e la massa muscolare quando invecchiamo. Ciò non solo migliora la forza fisica, ma riduce anche il rischio di osteoporosi e fratture.

3. Adattabilità e salute delle articolazioni: gli esercizi di stretching ti aiutano a diventare più flessibile, il che è importante per mantenere la mobilità ed evitare infortuni. Inoltre, migliorano la funzione articolare e alleviano la rigidità legata all'invecchiamento.

4. Coordinazione ed equilibrio: man mano che si invecchia, i problemi di equilibrio e coordinazione diventano più comuni, aumentando la probabilità di cadere. Esercizi basati sull'equilibrio come lo yoga e il tai chi possono aiutarti a diventare più stabile e ad avere meno probabilità di farti male in una caduta.

L'attività fisica ha effetti emotivi e mentali positivi

1. Funzione mentale: è stato dimostrato che impegnarsi nell'attività fisica migliora la funzione cognitiva e riduce il rischio di declino cognitivo con l'età. Migliorando le funzioni esecutive, la memoria e la neuroplasticità, migliora la salute del cervello.

2. Controllo dell'umore: le endorfine, note anche come "ormoni del benessere", vengono rilasciate durante l'esercizio e possono aiutare ad alleviare i sintomi di ansia e depressione. Aiuta nella gestione efficace dello stress e promuove una prospettiva positiva.

3. Natura del sonno: la qualità e la durata del sonno vengono migliorate da un'attività fisica regolare, che è importante per la salute e il benessere generale. Dirige i ritmi circadiani e favorisce un riposo più favorevole e di supporto.

Vantaggi sociali e psicologici

1. Interazione con gli altri: le opportunità di interazione sociale e di connessione con gli altri sono fornite dalla partecipazione a sport ricreativi o lezioni di ginnastica di gruppo. Ciò fa sì che le persone si sentano più connesse tra loro e meno sole o isolate.

2. Sensazione di realizzazione: l'autostima e il senso di realizzazione vengono favoriti quando gli obiettivi di fitness, non importa quanto piccoli, vengono fissati e raggiunti. Migliora la certezza e spinge gli adulti più affermati a continuare a perseguire uno stile di vita sano.

Considerazioni importanti per gli anziani

1. Precauzioni di sicurezza: le persone anziane devono parlare con medici e altri professionisti sanitari prima di iniziare qualsiasi programma di esercizi, soprattutto se hanno già una condizione medica o un problema. Inoltre, man mano che il loro livello di forma fisica migliora, dovrebbero iniziare con un livello basso e aumentare gradualmente l'intensità e la durata.

2. Flessibilità e accessibilità: i progetti pratici dovrebbero essere adattati alle esigenze e alle capacità individuali. Esercizi a bassa influenza, hardware versatile e modifiche possono rendere il lavoro reale più aperto e affascinante per gli adulti più esperti con restrizioni o incapacità di portabilità.

3. Variabilità e coerenza: la coerenza è fondamentale per ricevere i frutti dell'attività. Un programma di fitness completo che affronta vari aspetti della salute

fisica e mentale è garantito incorporando una varietà di attività, come esercizi aerobici, di forza, flessibilità ed equilibrio.

Analisi contestuali ed esempi di superamento delle avversità

Attraverso le reti di tutto il mondo, gli adulti più esperti hanno abbracciato i vantaggi dell'attività, condividendo resoconti commoventi di versatilità, diligenza e cambiamento. Queste persone hanno dimostrato che l'età non è un ostacolo al successo ma piuttosto un'opportunità per prosperare attraverso l'esercizio fisico regolare. I loro incontri evidenziano l'effetto significativo dell'attività sul miglioramento della libertà, sul tenere il passo con l'imperatività e sulla partecipazione a una vita soddisfacente fino all'età adulta più consolidata.

Tutto sommato, i vantaggi dell'attività per gli adulti più esperti vanno ben oltre il vero benessere. È un potente strumento che migliora la qualità generale della vita, l'indipendenza e la longevità. Gli anziani possono gestire in modo proattivo la propria salute, migliorare il proprio benessere e continuare a condurre una vita attiva e appagante comprendendo e accettando i numerosi benefici dell'esercizio fisico. L'attività fisica regolare diventa una componente essenziale di un invecchiamento sano man mano che invecchiamo, dimostrando la resilienza e la vitalità dei nostri anni successivi.

capitolo 2

Stabilire obiettivi di fitness realistici per la salute a lungo termine

Stabilire obiettivi è una parte fondamentale per fare progressi in qualsiasi impresa e il benessere non fa eccezione. Stabilire obiettivi di fitness realistici è importante per la salute a lungo termine perché implica molto più che mirare semplicemente a un determinato peso o dimensione muscolare; implica anche lo sviluppo di routine durature che contribuiscono alla salute generale e alla longevità. Questa indagine approfondita approfondisce l'importanza di stabilire obiettivi di fitness raggiungibili, i metodi per stabilire traguardi che possono essere raggiunti e i vantaggi psicologici e fisici di perseguire un approccio proattivo alla salute e al fitness per tutta la vita.

Riconoscere l'importanza di stabilire obiettivi di fitness realistici Diversi fattori richiedono la definizione di obiettivi di fitness realistici:

1. Spinta e concentrazione: obiettivi chiari forniscono guida e ispirazione, aiutando le persone a rimanere fisse nel loro processo di benessere. Creano un senso di scopo e impegno per raggiungere i risultati desiderati.

2. Progressi misurabili: le persone possono monitorare oggettivamente i propri progressi quando stabiliscono gli obiettivi. Gli obiettivi misurabili ti forniscono indicatori concreti di successo, sia che tu stia monitorando la perdita di peso, l'aumento di forza o l'aumento della resistenza cardiovascolare.

3. Sostenibilità nel tempo: nel tempo, gli obiettivi raggiungibili sono sostenibili. Promuovono uno stile di vita che supporti la salute e il benessere continui incoraggiando la coerenza nelle routine di esercizio e nelle scelte dietetiche.

4. Potenziamento della mente: raggiungere gli obiettivi di fitness aumenta l'autoefficacia e la fiducia. Rafforza un atteggiamento proattivo nei confronti della salute e infonde fiducia nella propria capacità di apportare cambiamenti positivi.

Strategie per creare obiettivi di fitness realistici

1. Esamina il tuo attuale livello di forma fisica: è essenziale valutare il tuo attuale livello di forma fisica prima di fissare degli obiettivi. Forza, resistenza cardiovascolare, flessibilità e qualsiasi considerazione o limitazione relativa alla salute fanno tutti parte di questo.

2. Obiettivi chiaramente definiti e misurabili: gli obiettivi dovrebbero essere espliciti, quantificabili, fattibili, applicabili e limitati nel tempo (Savvy). Ad esempio, invece di definire un obiettivo dubbio come "diventare più in forma", un obiettivo astuto sarebbe "perdere 10 chili nei successivi 3 mesi".

3. Dividi i tuoi obiettivi in traguardi: suddividi i grandi obiettivi in passaggi più piccoli e più gestibili. Questo approccio considera il progresso costante e previene il soprraffazione.

4. Prendi in considerazione le preferenze personali e lo stile di vita: gli obiettivi dovrebbero essere in linea con le inclinazioni individuali e adattarsi ai programmi quotidiani. La scelta di attività divertenti migliora la persistenza e l'aderenza.

5. Assistenza e responsabilità: condividi gli obiettivi con un'organizzazione stabile, che si tratti di compagni, famiglia o mentore del benessere. L'incoraggiamento e la responsabilità possono aumentare significativamente l'impegno e la motivazione.

La definizione degli obiettivi ha effetti psicologici e fisici positivi.

Maggiore impegno e motivazione:

1. Un chiaro incentivo a mantenere abitudini sane è fornito dagli obiettivi. Costituiscono un sistema per la dinamica quotidiana che si concentra sul benessere e sulla prosperità.

2. Concentrazione e disciplina ulteriormente sviluppate: impegno e disciplina sono necessari per fissare obiettivi, il che si traduce in una maggiore attenzione alle attività legate al fitness e alla coerenza del comportamento.

3. Minor rischio di condizioni a lungo termine: il normale lavoro e le solide propensioni allo stile di vita legate al raggiungimento degli obiettivi riducono il rischio di malattie croniche come malattie coronariche, diabete e alcune malattie.

4. Effetti sul benessere mentale: il raggiungimento degli obiettivi migliora l'umore, abbassa i livelli di stress e migliora la salute mentale nel suo insieme.

5. Longevità e benessere: sostenendo la salute cardiovascolare, la forza muscolare, la densità ossea e la funzione cognitiva, il raggiungimento degli obiettivi di fitness favorisce la longevità.

Superare le difficoltà e adattare gli obiettivi nel lungo periodo

1. Risoluzione degli ostacoli: i fallimenti fanno parte di ogni percorso di fitness. Piuttosto che considerare gli incidenti come delusioni, usali come opportunità di apprendimento per cambiare obiettivi e tecniche.

2. Adeguamento degli obiettivi con l'età: man mano che le persone invecchiano, i loro obiettivi di benessere potrebbero svilupparsi. È essenziale adattare gli obiettivi per accogliere le mutevoli preferenze, abilità e considerazioni sulla salute.

3. Osservazione dei risultati: celebra ogni passaggio delle pietre miliari e dei risultati raggiunti. La motivazione aumenta e il comportamento positivo viene rafforzato quando vengono riconosciuti i progressi.

Casi di studio ed esempi reali Nelle comunità di tutto il mondo, persone di tutte le età hanno riconosciuto come stabilire obiettivi di fitness raggiungibili può trasformare la vita. Questi individui dimostrano la resilienza e la tenacia che derivano dalla definizione degli obiettivi, dalle storie di successo sulla perdita di peso al superamento dei problemi di salute. I loro incontri presentano l'effetto rivoluzionario di abbracciare un modo proattivo di affrontare il benessere e il benessere, prestando poca attenzione al progresso negli anni o al livello di benessere iniziale.

Conclusione:

In conclusione, stabilire obiettivi di fitness realistici significa coltivare un impegno permanente per la salute e il benessere piuttosto che limitarsi a raggiungere un risultato specifico. Le persone possono sfruttare la motivazione, monitorare i progressi e sviluppare abitudini che supportino la salute fisica e mentale a lungo termine fissando obiettivi chiari e raggiungibili. La definizione degli obiettivi dà alle persone il potere di vivere la loro vita migliore e fornisce un percorso verso il successo, sia che l'obiettivo sia aumentare la forza, la resistenza cardiovascolare o la forma fisica generale. Dare priorità agli obiettivi di fitness diventa una componente essenziale della resilienza, della vitalità e di una qualità di vita soddisfacente mentre affrontiamo le complessità della vita moderna.

capitolo 3

Salute cardiovascolare:

Esercizi per un cuore forte

Salute del cuore: esercizi per un cuore forte La salute cardiovascolare è importante per la salute generale perché il cuore svolge un ruolo importante nel portare sangue ricco di ossigeno in tutto il corpo. Mantenere le principali aree di forza per un'attività standard migliora il benessere cardiovascolare e riduce il rischio di malattie coronariche, ictus e altre condizioni cardiovascolari. Questa indagine approfondita approfondisce il significato dell'esercizio cardiovascolare, gli esercizi specifici che fanno bene al cuore e i metodi pratici per includere questi esercizi in una sana routine di fitness.

Comprendendo la salute cardiovascolare, il sistema cardiovascolare è costituito dal cuore e dai vasi sanguigni, che collaborano per fornire nutrienti e ossigeno a organi e tessuti. L'esercizio aerobico, noto anche come esercizio cardiovascolare, è qualsiasi attività che provoca un aumento prolungato della frequenza cardiaca e della frequenza respiratoria. Questo tipo di esercizio rende il muscolo cardiaco più forte, migliora la circolazione e fa sì che il corpo utilizzi l'ossigeno in modo più efficace.

1. I vantaggi dell'esercizio cardiovascolare Forza cardiaca ulteriormente sviluppata**: il muscolo cardiaco viene rafforzato attraverso un regolare esercizio cardiovascolare, consentendogli di pompare il sangue in modo più efficace ad ogni battito. Il carico di lavoro del cuore viene ridotto e di conseguenza la frequenza cardiaca a riposo diminuisce.

2. Aumento della circolazione L'attività cardiovascolare sviluppa ulteriormente il flusso sanguigno in tutto il corpo, trasportando ancora più efficacemente ossigeno e nutrienti ai tessuti e agli organi. Inoltre, aiuta nell'eliminazione dei rifiuti cellulari.

3. Ridurre la pressione sanguigna Il consueto esercizio fisico ad alto impatto può aiutare a ridurre lo sforzo circolatorio, che è un enorme fattore di rischio per le malattie coronariche e l'ictus.

4. Colesterolo HDL più alto: il colesterolo HDL, spesso definito colesterolo "grande", aiuta ad eliminare il colesterolo LDL (colesterolo cattivo) dai corridoi. I livelli di HDL possono aumentare a seguito dell'esercizio cardiovascolare, che può migliorare i profili lipidici e ridurre il rischio di malattie cardiovascolari.

5. Gestire il peso: l'esercizio aerobico aiuta a bruciare calorie e incoraggia la perdita o il mantenimento del peso, entrambi i quali possono ridurre il rischio di condizioni cardiovascolari legate all'obesità.

Esercizi cardiovascolari per la salute del cuore:

Tipi di camminata:

1.I camminatori di tutti i livelli di forma fisica possono partecipare a questo esercizio cardiovascolare a basso impatto. Può essere eseguito all'aperto in parchi o quartieri o al chiuso su un tapis roulant.

2. Jogging e corsa: il jogging e la corsa aumentano significativamente la frequenza cardiaca e aumentano la resistenza cardiovascolare. Possono essere fatti funzionare a diverse intensità a seconda di quanto sei in forma.

3. Ciclismo: andare in bicicletta: sia su una cyclette che all'aperto, è un'incredibile attività che consuma ossigeno, fortifica i muscoli delle gambe e agisce sul benessere cardiovascolare.

4. Nuoto: il nuoto è un allenamento per tutto il corpo, delicato sulle articolazioni e buono per il cuore. Migliora la flessibilità, la resistenza e la forza.

5. Ballare: ballare è un modo divertente ed efficace per accelerare la frequenza cardiaca e rimettersi in forma nel cuore. Potrebbe trattarsi di qualsiasi cosa, dalle lezioni di Zumba al ballo da sala.

6. Corda per il salto: coordinazione, agilità e resistenza cardiovascolare vengono migliorate saltando la corda, un esercizio cardiovascolare ad alta intensità.

7. Canottaggio: i vogatori forniscono un allenamento per tutto il corpo che rafforza i muscoli e migliora la forma cardiovascolare. Migliora anche la resistenza e la forza nella parte superiore del corpo.

Pianificazione di un programma di attività cardiovascolare

1. Consultazione con un medico: è essenziale consultare un operatore sanitario o un professionista del fitness prima di iniziare un nuovo programma di esercizi, in particolare per le persone con condizioni o preoccupazioni di salute preesistenti.

2. Impostazione degli obiettivi: imposta obiettivi specifici per l'attività cardiovascolare, come perdere peso, abbassare la pressione sanguigna o allenarsi con una determinata frequenza cardiaca.

3. Riscaldamento e resistenza: inizia sempre con un riscaldamento per preparare i muscoli e il sistema cardiovascolare all'esercizio e termina con un defaticamento per rallentare la frequenza cardiaca ed evitare vertigini.

4. Sovraccarico moderato: per sfidare il cuore e sviluppare la forma fisica nel tempo, aumentare gradualmente l'intensità, la durata o la frequenza dell'esercizio cardiovascolare. L'idea del sovraccarico progressivo previene i plateau e incoraggia il progresso continuo.

5. Modalità di combinazione: includi una varietà di esercizi cardiovascolari nella tua routine per evitare di annoiarti, far lavorare diversi gruppi muscolari e ottenere il massimo dalla tua forma fisica.

6. Controllo della frequenza cardiaca: utilizza un cardiofrequenzimetro o controlla manualmente il polso per tenere d'occhio la frequenza cardiaca mentre ti alleni. Ciò garantisce che la potenza dell'allenamento sia all'interno della zona del polso obiettivo per il miglioramento del benessere cardiovascolare.

Oltre i benefici per la salute fisica

1. Felicità nella mente: l'attività cardiovascolare rilascia endorfine, che sono sinapsi che promuovono sensazioni di felicità e diminuiscono lo stress e il disagio.

2. Dormi bene: la qualità e la durata del sonno possono essere migliorate attraverso un regolare esercizio aerobico, aumentando il senso di benessere e di vigilanza durante il giorno.

3. Longevità: attraverso l'esercizio fisico regolare è possibile mantenere la salute cardiovascolare, il che aiuta le persone a vivere più a lungo e migliora la qualità della vita quando invecchiano.

Casi di studio e storie di successo Nelle comunità di tutto il mondo, routine di esercizi dedicati hanno portato a miglioramenti trasformativi nella salute cardiovascolare. Queste storie di successo dimostrano l'impatto significativo dell'esercizio cardiovascolare sulla salute e sul benessere a lungo termine, dall'abbassamento della pressione sanguigna all'aumento della resistenza e della vitalità generale.

Conclusione

L'esercizio cardiovascolare è essenziale per promuovere la salute cardiovascolare e mantenere un cuore forte. Le persone possono rafforzare il muscolo cardiaco, migliorare la circolazione e ridurre il rischio di malattie cardiache e altre condizioni cardiovascolari incorporando attività di fitness regolari come camminare, correre, nuotare e andare in bicicletta. I vantaggi includono il benessere mentale, la qualità del sonno e una maggiore longevità oltre alla salute fisica. Ci autorizziamo a vivere una vita più sana e soddisfacente anche nei nostri anni da senior attribuindo un'alta priorità all'esercizio cardiovascolare nella nostra vita quotidiana. Non si tratta semplicemente di una scelta di impegnarsi in un approccio proattivo alla salute del cuore attraverso l'esercizio fisico regolare; piuttosto, è un impegno a nutrire il cuore che ci fornisce il sostentamento della vita.

capitolo 4

Allenamento della forza per la massa muscolare e la densità ossea

L'allenamento per la forza, altrimenti chiamato allenamento per l'opposizione o sollevamento pesi, è una parte essenziale del benessere che va oltre lo sviluppo della massa. In particolare quando invecchiamo, svolge un ruolo cruciale nel mantenimento e nel miglioramento della forza muscolare, della densità ossea e della funzione fisica generale. Questa indagine approfondita approfondisce i vantaggi dell'allenamento della forza, il modo in cui influisce sulla massa muscolare e la densità ossea, i modi pratici per incorporare l'allenamento della forza in una routine di fitness e considerazioni sulla sicurezza e sull'efficacia.

Comprendere l'allenamento della forza Gli esercizi che utilizzano la resistenza per stimolare le contrazioni muscolari sono noti come allenamento della forza. Questi esercizi aumentano le dimensioni, la resistenza e la forza dei muscoli scheletrici. Può essere eseguito molto bene utilizzando diversi tipi di hardware, inclusi carichi liberi (pesi liberi, pesi a mano), gruppi di opposizione, macchine per pesi o persino pratiche con il peso corporeo come flessioni e squat.

L'allenamento della forza presenta i seguenti vantaggi per la massa muscolare:

Forza muscolare ampliata

1.La preparazione abituale della forza migliora la forza muscolare facendo sì che i muscoli si adattino e si sviluppino ulteriormente nel lungo periodo. Questo miglioramento della forza si aggiunge a una migliore esecuzione negli esercizi quotidiani e diminuisce il rischio di infortuni.

2. Ipertrofia dei muscoli: l'ipertrofia muscolare, o l'espansione delle dimensioni dei muscoli come risultato dell'espansione delle fibre muscolari, è aiutata dall'allenamento della forza. Ciò migliora l'aspetto reale e sviluppa ulteriormente la capacità muscolare e l'abilità metabolica.

3. Maggiore durata muscolare: l'allenamento della forza aumenta la resistenza muscolare, consentendo ai muscoli di impegnarsi in attività prolungate senza stancarsi. Ciò è utile per le attività che richiedono uno sforzo prolungato o movimenti ripetitivi.

4. Benefici per il corpo: l'allenamento della forza aumenta il tasso metabolico a riposo, il che significa che il corpo brucia più calorie a riposo.

Obiettivi di gestione del peso e composizione corporea**potrebbe trarne beneficio.**

1. I vantaggi dell'allenamento della forza per la densità ossea Adattamento osseo: allo stesso modo dei muscoli; l'allenamento di resistenza rende le ossa più forti e più dense. Gli esercizi di resistenza e di carico aiutano a mantenere o ad aumentare la densità ossea stimolando la formazione e il rimodellamento osseo.

2. Riduzione del rischio di osteoporosi: l'allenamento della forza è particolarmente utile per ridurre il rischio di osteoporosi, una condizione caratterizzata da una bassa massa ossea e da una maggiore vulnerabilità alle fratture. Migliora la resistenza ossea e mantiene la densità minerale ossea.

3.Salute delle articolazioni: è meno probabile che si verifichino lesioni articolari e artrosi se i muscoli sono forti perché forniscono un migliore supporto e stabilità alle articolazioni. Ciò è particolarmente significativo per gli adulti più esperti o per le persone con condizioni comuni.

Tipi di esercizi per l'allenamento della forza

1. Esercizi di composizione: Le attività composte includono diversi gruppi muscolari e articolazioni che cooperano. Squat, stacchi, distensioni su panca e trazioni sono tutti esempi. Questi esercizi sono efficaci per aumentare la massa muscolare e la forza complessiva.

2. Formazione sull'isolamento: Le pratiche di disconnessione prendono di mira muscoli espliciti o raggruppamenti muscolari. Estensioni delle gambe, sollevamenti dei polpacci, curl dei bicipiti ed estensioni dei tricipiti sono tutti esempi. Con questi esercizi è possibile concentrarsi su gruppi muscolari specifici o correggere gli squilibri muscolari.

3. Esercizi con il peso corporeo: Il peso corporeo dell'individuo funge da resistenza negli esercizi a corpo libero. Plank, dip, flessioni e affondi sono tutti esempi. Queste attività sono vantaggiose e possono essere eseguite ovunque senza attrezzi.

4.Fasce di resistenza: le fasce di resistenza possono essere utilizzate per una varietà di esercizi di forza come leg curl, presse per il petto e rematori perché forniscono resistenza esterna.

Sono adattabili e possono essere utilizzati a casa o in viaggio per gli allenamenti.

1. Pianificazione di un programma di allenamento per la forza Obiettivi e intenzioni: stabilire obiettivi specifici per l'allenamento della forza, come l'aumento della massa muscolare, l'aumento della densità ossea o il miglioramento della funzione fisica generale.

2.Frequenza: almeno due o tre volte alla settimana dovrebbero essere il tuo obiettivo per l'allenamento della forza, con un giorno libero in mezzo per il recupero e l'adattamento muscolare.

3.Sovraccarico moderato: aumentare gradualmente il peso, le ripetizioni o le serie di esercizi per mantenere i muscoli stimolati e incoraggiare la crescita.

4.Tecnica e forma corrette: utilizzare la struttura e la procedura corrette durante le attività per espandere l'adeguatezza e ridurre il rischio di infortuni. Inizia imparando i metodi giusti lavorando con un personal trainer certificato.

5.Riscaldamento e resistenza: inizia continuamente con una preparazione per pianificare i muscoli e le articolazioni per l'esercizio e termina con un defaticamento per promuovere il recupero muscolare e l'adattabilità.

6.Sostentamento e idratazione: il recupero e lo sviluppo muscolare sono supportati da un'adeguata nutrizione e idratazione. Mantenere una dieta ben bilanciata ricca di proteine per favorire la sintesi e la riparazione muscolare.

1. Consultazione con un medico: Prima di iniziare un programma di allenamento per la forza, le persone che hanno già problemi o preoccupazioni di salute dovrebbero parlare con un medico.

2. Inizia lentamente: Inizia con carichi più leggeri o con ostacoli e aumenta lentamente man mano che la forza e la sicurezza raggiungono il livello successivo. Di conseguenza, il sovrallenamento e gli infortuni sono meno probabili.

3. Presta attenzione al tuo corpo: Durante l'esercizio, prestare attenzione ai segni di affaticamento, dolore o disagio. Se necessario, modificare gli esercizi o chiedere consiglio a un professionista del fitness.

4. Recupero e riposo: Dai ai tuoi muscoli il tempo di riprendersi e ripararsi tra le sessioni di allenamento per la forza concedendo loro abbastanza tempo libero. Il sovrallenamento può ostacolare il progresso e causare lesioni.

Analisi contestuali ed esempi di superamento delle avversità

Attraverso le reti di tutto il mondo, le persone hanno riscontrato miglioramenti straordinari nella forza muscolare, nello spessore osseo e in generale nella capacità effettiva attraverso l'allenamento della forza prevedibile. Queste storie di successo sottolineano il ruolo svolto dall'allenamento della forza nel promuovere la salute e il benessere durante tutta la vita e i numerosi vantaggi che offre a persone di tutte le età e livelli di forma fisica.

Conclusione

In conclusione, l'allenamento della forza è necessario per migliorare la funzione fisica complessiva, aumentare la densità ossea e costruire e mantenere la massa muscolare. Gli individui possono ottenere significativi benefici per la salute, tra cui aumento della forza, miglioramento del metabolismo, diminuzione del rischio di osteoporosi e miglioramento della stabilità articolare, incorporando una varietà di esercizi di forza in una routine di fitness equilibrata. L'allenamento della forza è una componente essenziale di un invecchiamento sano e della longevità perché i benefici si estendono oltre la salute fisica, fino al benessere mentale e alla qualità della vita. Ci diamo la possibilità di vivere una vita più lunga, più sana e più vivace se facciamo dell'allenamento della forza una priorità nella nostra vita quotidiana. Costruire resilienza, vitalità e una base per una salute duratura fanno tutti parte dell'abbracciare il potere dell'allenamento della forza.

Capitolo 5

Flessibilità ed equilibrio

Componenti chiave del fitness per anziani

L'adattabilità e l'equilibrio sono parti fondamentali del benessere degli anziani, assumendo un ruolo significativo nel tenere il passo con la mobilità, prevenire le cadute e migliorare la soddisfazione personale in generale. Per sostenere l'indipendenza e ridurre la probabilità di infortuni, diventa sempre più importante per le persone mantenere o migliorare la propria flessibilità ed equilibrio man mano che invecchiano. Questa indagine completa approfondisce i vantaggi degli esercizi di flessibilità ed equilibrio per gli anziani, i metodi pratici per migliorare queste componenti del fitness e considerazioni sulla sicurezza e sull'efficacia.

Capire l'adattabilità e l'equilibrio

Flessibilitàallude alla capacità delle articolazioni e dei muscoli di percorrere tutta la loro portata di movimento. Gli anziani possono facilmente piegarsi, allungarsi e girarsi durante le loro attività quotidiane se hanno una buona flessibilità. Inoltre previene la fermezza e diminuisce il rischio di ferite muscolari esterne.

Bilanciaincorpora la capacità di stare al passo con armonia e affidabilità mentre si è fissi o in movimento. Attività come camminare, stare in piedi e salire le scale richiedono tutte un buon equilibrio. Previene le cadute, che possono avere gravi conseguenze per gli adulti più esperti, tra cui crepe e perdita di libertà.

1. Vantaggi degli esercizi di equilibrio e flessibilità per gli anziani Ambito di movimento ulteriormente sviluppato**: gli anziani possono muoversi con maggiore facilità e comfort grazie agli esercizi di flessibilità, che li aiutano a mantenere o migliorare la flessibilità articolare.

2. Diminuzione del rischio di lesioni: durante le attività quotidiane o l'esercizio fisico, i muscoli e le articolazioni flessibili hanno meno probabilità di subire stiramenti, distorsioni e altre lesioni.

3. Miglioramento della stabilità e dell'equilibrio: rafforzare i muscoli coinvolti nel mantenimento della postura e della stabilità attraverso esercizi di equilibrio riduce la probabilità di cadere e aumenta la fiducia nel movimento.

4.Allineamento della postura: una migliore postura è resa possibile da una migliore flessibilità ed equilibrio, che a loro volta aiutano ad alleviare lo sforzo delle articolazioni e della colonna vertebrale e a migliorare la salute generale della colonna vertebrale.

5. Salute delle articolazioni: le pratiche di adattabilità migliorano il grasso articolare e diminuiscono la fermezza, il che può alleggerire gli effetti collaterali del dolore articolare e di altre circostanze articolari.

Esempi di Esercizi di flessibilità per anziani**Stretching continuo:**

1.Gli allungamenti statici prevedono il mantenimento di una posizione per 15-30 secondi mentre si allungano gradualmente i muscoli fino al punto di avvertire un leggero disagio. Gli allungamenti per il polpaccio, la spalla e il tendine del ginocchio sono solo alcuni esempi.

2. ** Stretching flessibile:**Le articolazioni vengono spostate attraverso l'intera gamma di movimento in modo controllato durante gli allungamenti dinamici. I modelli incorporano cerchi con le braccia, oscillazioni delle gambe e giri centrali.

3. **Pilates e yoga:**Yoga e Pilates incorporano posture ed esercizi che migliorano la forza, l'equilibrio e la flessibilità del core. Inoltre, queste pratiche aiutano a ridurre lo stress e a rilassarsi.

4. Tai Chi: Il Tai Chi è una forma delicata di arti marziali che enfatizza gli spostamenti del peso corporeo e movimenti lenti e fluidi. Promuove il rilassamento e la concentrazione mentale migliorando allo stesso tempo l'equilibrio, la coordinazione e la flessibilità.

I seguenti sono alcuniesempi di esercizi di equilibrio per anziani:

1. **Attività in piedi:** L'equilibrio e la forza muscolare delle gambe vengono migliorati sollevando le gambe lateralmente, stando su una gamba e camminando dal tallone ai piedi (camminata in tandem).

2. **Allenamenti sulla sedia**: Stabilità e supporto sono forniti da marce sedute, sollevamenti delle ginocchia e colpetti con le dita dei piedi per gli anziani per aiutarli a migliorare l'equilibrio da seduti.

3. **Esercizi con Balance Board o Stability Ball**:L'equilibrio e la stabilità del core vengono testati quando si utilizza una tavola di equilibrio o una palla di stabilità, che incoraggia l'attivazione e la coordinazione muscolare.

4. **Allenamento funzionale: l'equilibrio può essere migliorato nelle situazioni del mondo reale incorporandolo nelle attività quotidiane come andare in punta di piedi per raggiungere gli oggetti o stare in piedi da una posizione seduta.

Pianificazione di un programma di esercizi per l'adattabilità e l'equilibrio

1. **Valutazione**:Valutare l'adattabilità attuale e le capacità di equilibrio per decidere le aree di concentrazione e valutare i progressi nel lungo periodo.

2. **Frequenza**:Per mantenere o migliorare la gamma di movimento, mira a eseguire esercizi di flessibilità almeno due o tre volte alla settimana. Le attività di equilibrio dovrebbero essere eseguite 2-3 giorni alla settimana o più, in base alle necessità individuali.

3. **Progressione**:Aumentare costantemente il problema o la durata delle attività per sfidare

l'adattabilità e le capacità di equilibrio. Usa oggetti di scena o hardware per mescolare il movimento.

4.Considerazioni sul benessere****:Durante gli esercizi di equilibrio, se necessario, utilizzare un piano di lavoro o una sedia come supporto stabile. Se sei preoccupato per la sicurezza dell'esercizio fisico, dovresti consultare un operatore sanitario ed evitare esercizi che causano dolore o disagio.

5. **Riscaldamento e resistenza**: Inizia sempre con un leggero riscaldamento per aumentare il flusso sanguigno ai muscoli e alle articolazioni e termina con un defaticamento per allungare i muscoli e aiutarti a rilassarti.

Oltre i benefici per la salute fisica

1. Felicità nella mente**: esercizi di equilibrio e flessibilità, in particolare quelli che incorporano pratiche di consapevolezza come lo yoga o il Tai Chi, aiutano nella chiarezza mentale, nella riduzione dello stress e nel rilassamento.

2. ** Acquisita fiducia in se stessi**:Una maggiore flessibilità ed equilibrio riducono la paura di cadere e aumentano la fiducia in se stessi nelle attività quotidiane.

3. **Partecipazione sociale**:Le opportunità per gli anziani di interagire socialmente e ricevere supporto sono fornite da programmi comunitari o lezioni di gruppo che enfatizzano la flessibilità e l'equilibrio.

Casi di studio e storie di successo Gli anziani hanno adottato esercizi di flessibilità ed equilibrio per mantenere la mobilità, prevenire le cadute e migliorare il benessere generale nelle comunità di tutto il mondo. Queste storie di successo mostrano come incorporare l'allenamento per la flessibilità e l'equilibrio in una regolare routine di fitness può avere un effetto trasformativo, che va dal miglioramento della postura e della salute delle articolazioni all'aumento della fiducia e dell'indipendenza.

Conclusione In conclusione, il fitness degli anziani fa molto affidamento sulla flessibilità e sull'equilibrio per aumentare la mobilità, ridurre il rischio di cadute e migliorare la qualità generale della vita. Consolidando attività come lo stretching, lo yoga, il Judo e la preparazione all'equilibrio in una routine di attività standard, gli anziani possono tenere il passo o sviluppare ulteriormente l'adattabilità, la sicurezza e la fiducia nello sviluppo. I vantaggi includono salute mentale, impegno sociale, senso di indipendenza e vitalità, oltre alla salute fisica. Diamo la possibilità a noi stessi e agli altri di invecchiare in modo attivo, con grazia e resilienza dando priorità agli esercizi di flessibilità ed equilibrio nella nostra vita quotidiana. Coltivare uno stile di vita che promuova la salute e il benessere per il resto della vita è importante tanto quanto rimanere attivi quando si tratta di abbracciare questi aspetti essenziali del fitness per anziani.

Capitolo 6

Incorpora attività a basso impatto nella tua routine

Persone di tutte le età e livelli di forma fisica possono trarre vantaggio dall'incorporare attività a basso impatto nella loro routine perché forniscono un metodo delicato ma efficace per rimanere attivi, mantenere la salute fisica e migliorare il benessere generale. Le attività a basso impatto sono un modo versatile e duraturo per rimettersi in forma, sia che tu stia recuperando da un infortunio, gestendo condizioni articolari o semplicemente cercando un modo per esercitarti senza stressare troppo il tuo corpo. Questa indagine approfondita approfondisce i vantaggi delle attività a basso impatto, esempi pratici di esercizi che puoi incorporare nella tua routine e metodi per massimizzarne l'efficacia riducendo al minimo la probabilità di infortuni.

Comprendere le attività a basso impatto Gli esercizi che forniscono comunque benefici cardiovascolari, muscolari e per la salute generale, sottoponendo il minimo sforzo alle ossa e alle articolazioni, sono noti come attività a basso impatto. Gli esercizi a basso impatto, d'altra parte, hanno meno probabilità di causare sforzi o lesioni rispetto a quelli ad alto impatto come correre o saltare, che richiedono molta forza e impatto sul corpo. Le persone che soffrono di dolori articolari, artrite, osteoporosi o che si stanno riprendendo da un intervento chirurgico apprezzeranno particolarmente queste attività.

Benefici per la salute congiunti delle attività a basso impatto:

Le attività a basso impatto riducono lo stress articolare, rendendole ideali per le persone con artrite o patologie articolari. Aiutano a ridurre la rigidità e a migliorare la mobilità articolare.

La forma fisica nel cuore: Alcuni esercizi a bassa influenza, come passeggiare, nuotare e andare in bicicletta, offrono vantaggi cardiovascolari senza caricare peso inutile sul cuore o sulle articolazioni. Migliorano la resistenza e la salute del cuore.

Tono e forza muscolare:L'uso di fasce di resistenza o pesi leggeri, ad esempio, può aiutare a sviluppare forza e tono muscolare senza sottoporre a sforzo eccessivo le articolazioni.

Coordinazione ed equilibrio: Equilibrio, coordinazione e flessibilità vengono migliorati attraverso lo yoga e il Tai Chi, che riducono entrambi la probabilità di cadere.

Controllare il peso: Gli esercizi a basso impatto aiutano a bruciare calorie e a controllare il peso, migliorando la salute generale e riducendo il rischio di condizioni legate all'obesità.

Camminare è un tipo di attività a basso impatto: Camminare è un'attività a basso impatto, facile da svolgere e accessibile quasi ovunque. Rinforza le gambe, agisce sul benessere cardiovascolare e risolleva il temperamento.

Esercizio acquatico e nuoto: Il nuoto e gli esercizi in acqua ad alto impatto sono ottime pratiche a basso impatto che consentono un esercizio per tutto il corpo riducendo il peso sulle articolazioni. Il corpo è sostenuto e la resistenza naturale è data dall'acqua.

Ciclismo: Il ciclismo è un'attività a basso impatto che migliora la forma cardiovascolare, la forza delle gambe e la resistenza, sia eseguita all'aperto che su una cyclette.

Allenamento sull'ellittica:L'utilizzo di una macchina circolare offre un esercizio cardiovascolare a bassa influenza che emula il movimento della camminata o della corsa senza alcun effetto sulle articolazioni.

Yoga: Lo yoga combina allungamenti delicati, posture ed esercizi di respirazione con tecniche di rilassamento per aumentare la flessibilità, l'equilibrio e il benessere. Può essere modificato per adattarsi a diverse preferenze e livelli di forma fisica.

Chi Kung: La delicata arte marziale del Tai Chi prevede spostamenti del peso corporeo e movimenti lenti e fluidi. Promuove il rilassamento e migliora l'equilibrio e la coordinazione.

Pilates: Il Pilates è incentrato sulla forza centrale, sull'adattabilità e sulla consapevolezza del corpo attraverso sviluppi controllati ed esempi di respirazione. Può benissimo essere eseguito su un tappetino o utilizzando hardware particolare.

Strategie per includere attività a basso impatto nel tuo programma Stabilisci obiettivi raggiungibili: identifica i tuoi obiettivi di fitness, tra cui la gestione del peso, una maggiore flessibilità o un miglioramento della salute cardiovascolare. Stabilisci risultati raggiungibili per seguire i progressi.

Inizia lentamente: Inizia con sessioni più limitate di esercizi a bassa influenza e aumenta lentamente la lunghezza e la forza man mano che i livelli di benessere aumentano. In questo modo si riducono lo sforzo eccessivo e il rischio di lesioni.

Metodi alternativi: Per mantenere i tuoi allenamenti interessanti e mirare a vari gruppi muscolari, includi una varietà di attività a basso impatto nella tua routine. Per evitare la stagnazione e la noia, cambia le cose.

Pianificare riunioni periodiche: Cerca di partecipare ad attività aerobiche di moderata intensità per almeno 150 minuti ogni settimana, distribuiti nel corso della settimana. Nella maggior parte dei giorni, ciò potrebbe significare fare 30 minuti di esercizio.

Incorporare l'allenamento della forza: Per aumentare la forza muscolare e la forma fisica generale, esegui esercizi di resistenza insieme ad attività a basso impatto. Concentrati su pratiche mirate a concentrati muscolari significativi.

Prendi nota del tuo corpo: Prendi nota di come si sente il tuo corpo sia prima che dopo l'esercizio. Se provi tormento o angoscia, cambia le pratiche o parla con un esperto di assistenza medica.

Forma corretta: Considerazioni sulla sicurezza e sull'efficienza Utilizzare il metodo e la struttura corretti durante le attività per amplificare la vitalità e limitare il rischio di infortuni. Se vuoi apprendere le tecniche giuste, pensa a lavorare con un istruttore o trainer di fitness certificato.

Abbigliamento e attrezzatura: Indossare calzature e indumenti adeguati per esercizi espliciti. Utilizza scarpe stabili per passeggiare o fare esercizi ad alto impatto e considera l'utilizzo di tappetini o cuscinetti per lo yoga o il pilates.

Idratazione: Mantieniti idratato sia prima che dopo l'attività fisica. Segui una dieta ben bilanciata per favorire il recupero muscolare e i livelli di energia.

Recupero e riposo: Per evitare il sovrallenamento e favorire il recupero muscolare, le sessioni di allenamento dovrebbero essere separate da un riposo sufficiente. Includi i giorni di riposo nel programma della tua settimana.

Benefici per la salute mentale e per la salute fisica: Gli esercizi a bassa influenza riducono la pressione, sviluppano ulteriormente il temperamento e favoriscono il rilassamento attraverso l'arrivo delle endorfine. Forniscono opportunità di chiarezza mentale e consapevolezza.

Connessione sociale:L'interazione sociale e il senso di comunità vengono coltivati attraverso la partecipazione a lezioni di gruppo o attività basate sulla comunità, che contribuiscono entrambe al benessere generale.

Durata della vita e soddisfazione personale: Impegnarsi regolarmente in attività a basso impatto migliora la qualità generale della vita, l'indipendenza e l'invecchiamento in buona salute.

Casi di studio e storie di successo Persone di ogni età e provenienza hanno adottato attività a basso impatto come un modo divertente e a lungo termine per mantenersi in forma e in salute. Queste attività, come i gruppi di camminata e le lezioni di acquagym, hanno dato alle persone la possibilità di raggiungere i propri obiettivi di fitness mettendo al primo posto la salute e il benessere delle articolazioni.

conclusione

Incorporare attività a basso impatto nella tua routine è un buon modo per mantenere la tua salute fisica, migliorare la tua mobilità e sentirti meglio in generale. Che tu ti stia riprendendo da un problema fisico, controllando le circostanze comuni o semplicemente preferendo tipi di attività più delicati, gli esercizi a bassa influenza offrono numerosi vantaggi senza compromettere la vitalità. Gli individui possono raccogliere i benefici sociali, mentali e fisici derivanti dal rimanere attivi scegliendo attività come andare in bicicletta, nuotare, yoga o camminare. Ci autorizziamo a invecchiare attivamente, a mantenere l'indipendenza e a godere di una qualità di vita più elevata dando priorità alle attività quotidiane a basso impatto. Partecipare a queste attività non significa solo fare esercizio; si tratta anche di prenderci cura del nostro corpo, migliorare la nostra salute e farci sentire più energici per molti anni a venire.

Capitolo 7

Il ruolo della nutrizione nell'invecchiamento in buona salute

Il nutrimento gioca un ruolo cruciale nella maturazione solida, incidendo sul benessere reale, sulla capacità mentale e in generale sulla soddisfazione personale man mano che le persone attraversano le varie fasi della vita. I fabbisogni nutrizionali cambiano con l'avanzare dell'età, rendendo necessari cambiamenti alle nostre routine alimentari per supportare salute e benessere ottimali. Questa indagine approfondita approfondisce il ruolo che la nutrizione svolge nell'invecchiamento in buona salute, i nutrienti più importanti e le considerazioni dietetiche per gli anziani, i metodi per garantire che una dieta sia ben bilanciata e l'effetto che la nutrizione gioca sulla longevità e vitalità.

Comprendere la nutrizione per un invecchiamento in buona salute La nutrizione è il consumo di cibo e sostanze nutritive durante tutta la vita, necessari per la crescita, lo sviluppo e il mantenimento della salute. I cambiamenti nel metabolismo, la diminuzione del dispendio energetico, i cambiamenti nell'appetito e un aumento del rischio di malattie croniche possono alterare le esigenze nutrizionali di una persona quando invecchia. Affinché gli anziani possano sostenere la loro salute fisica, la salute del sistema immunitario, la funzione cognitiva e il benessere generale, è essenziale una dieta ricca di una varietà di nutrienti.

Supplementi chiave per la maturazione solida

Proteina: Il mantenimento della massa muscolare, della forza e della funzione negli anziani richiede un apporto proteico sufficiente. Le proteine sono abbondanti nella frutta secca, nei latticini, nelle carni magre, nel pollame, nel pesce, nei fagioli, nei legumi e nei latticini.

Vitamina D e calcio: La vitamina D e il calcio sono essenziali per la salute delle ossa e per ridurre il rischio di fratture e di osteoporosi. Questi nutrienti possono essere trovati nei latticini, nei cereali arricchiti, nelle verdure a foglia verde e nella luce solare.

Acidi grassi Omega-3: Gli acidi grassi Omega-3, che si trovano nei semi di lino, nei semi di chia, nelle noci, nel salmone e nello sgombro grassi come i pesci, supportano la salute del cuore, migliorano la funzione cognitiva e riducono l'infiammazione.

Fibra: Le fibre aiutano a prevenire la stitichezza, migliorano la salute dell'intestino e aiutano la digestione. Gli alimenti ricchi di fibre includono frutta, verdura, noci, semi e cereali integrali.

Antiossidanti: Le vitamine C ed E, il beta-carotene, il selenio e altri antiossidanti aiutano a proteggere le cellule dallo stress ossidativo e dai danni dei radicali liberi. Si possono trovare nelle noci, nei semi, nella frutta e nella verdura.

Vitamina B12: La produzione di globuli rossi, la funzione del sistema nervoso e il metabolismo energetico sono tutti influenzati dalle vitamine del gruppo B B6, B12 e dal folato (B9). Verdure a foglia verde, cereali fortificati, carne, pesce e latticini li contengono tutti.

Opzioni dietetiche per l'idratazione degli anziani: La disidratazione è più probabile negli anziani perché potrebbero non avere la stessa sete dei giovani. È fondamentale bere abbastanza liquidi, come tisane e acqua, per rimanere idratati.

Fabbisogno energetico:I cambiamenti legati all'età nei livelli ormonali e la perdita muscolare in genere causano una diminuzione del tasso metabolico. Gli anziani potrebbero aver bisogno di meno calorie, ma dovrebbero scegliere cibi ricchi di nutrienti per soddisfare le loro esigenze nutrizionali.

Dimensioni delle porzioni: Per evitare di mangiare troppo e mantenere un peso sano, gli anziani dovrebbero prestare attenzione alle dimensioni delle porzioni. La gestione delle dimensioni delle porzioni può essere semplificata utilizzando piatti e ciotole più piccoli.

Densità dei nutrienti: Scegli cibi ricchi di sostanze nutritive e che forniscano vitamine essenziali, minerali e altri nutrienti benefici senza molte calorie o grassi, zuccheri o sodio malsani.

Organizzazione della cena:È più facile incorporare una varietà di alimenti provenienti da vari gruppi alimentari e garantire una dieta sana pianificando in anticipo pasti e spuntini.

Metodi per mantenere una dieta varia ed equilibrata: Per garantire un'ampia gamma di nutrienti, includere frutta, verdura, cereali integrali, proteine magre e grassi sani provenienti da tutti i gruppi alimentari.

Tavole di colore: Stabilisci l'obiettivo di mangiare pasti colorati che includano un'ampia gamma di frutta e verdura, che contengono tutte una varietà di vitamine, minerali e antiossidanti.

Moderazione: Evita con moderazione cibi ipercalorici, ricchi di zuccheri e ricchi di sodio. Invece di friggere, scegli metodi di cottura più sani come cuocere al forno, grigliare, cuocere al vapore o saltare.

Spuntini e pasti della giornata: Per mantenere i livelli di energia ed evitare di mangiare troppo ai pasti principali, consumare pasti e spuntini regolari durante la giornata.

Leggi l'etichetta: Per prendere decisioni ben informate riguardo alle dimensioni delle porzioni, agli ingredienti e al contenuto di nutrienti, presta attenzione alle etichette degli alimenti.

Effetti della nutrizione su longevità, vitalità e funzione cognitiva: una nutrizione equilibrata migliora la funzione cognitiva e riduce il rischio di malattie neurodegenerative come l'Alzheimer e il declino cognitivo.

Benessere del cuore: Una dieta ricca di frutta, verdura, cereali integrali, proteine magre e povera di colesterolo, grassi saturi e grassi trans sostiene la salute cardiovascolare e riduce il rischio di malattie cardiache.

Sistema immunitario: Lo zinco, il selenio, le vitamine A, C ed E, così come altri nutrienti come il selenio e le vitamine A e C, aiutano gli anziani a resistere alle malattie e alle infezioni.

Benessere delle ossa: Assumere abbastanza calcio, vitamina D, magnesio e fosforo aiuta a mantenere le ossa sane e riduce il rischio di fratture e osteoporosi.

Salute della mente: Nelle persone anziane, mangiare bene migliora la salute mentale, la stabilità dell'umore e la qualità generale della vita.

Casi di studio e storie di successo: Le persone la cui dieta quotidiana mette al primo posto la nutrizione ottengono risultati migliori in termini di salute, più energia e una migliore qualità della vita quando invecchiano. Queste storie di successo evidenziano l'impatto trasformativo della nutrizione sul benessere generale, dalla gestione delle condizioni croniche al mantenimento dell'indipendenza e della vitalità.

Tutto sommato, il sostentamento assume un ruolo vitale nella sana maturazione sostenendo il benessere reale, la capacità mentale e in generale la soddisfazione personale. Gli anziani possono ridurre il rischio di malattie croniche, mantenere la propria indipendenza e preservare la massa muscolare, la densità ossea, la salute del cuore e la funzione cognitiva seguendo una dieta ben bilanciata e ricca di nutrienti essenziali. Ci diamo la capacità di invecchiare attivamente, con grazia e resilienza rendendo la nutrizione una priorità nella nostra vita quotidiana. Non si tratta solo di seguire una dieta ricca di nutrienti; si tratta anche di nutrire il nostro corpo, sostenere la nostra salute e aumentare la nostra vitalità per molti anni a venire.

Capitolo 8

Benessere mentale

Esercizio per la salute cognitiva

Salute mentale: esercizio per il benessere mentale e la salute cognitiva L'esercizio fisico non solo fa bene al corpo, ma aiuta anche a rimanere mentalmente e fisicamente sani a qualsiasi età. L'attività fisica regolare ha molti benefici per il cervello, tra cui il miglioramento dell'umore, della memoria e della concentrazione, la riduzione del rischio di declino cognitivo e il miglioramento dell'umore. Questa indagine completa approfondisce il legame tra pratica e benessere mentale, gli strumenti alla base di questi vantaggi, i tipi di attività che aiutano la capacità mentale e le tecniche utili per incorporare l'esercizio nei programmi quotidiani per migliorare la prosperità mentale.

Attività di presa e benessere mentale

Il benessere mentale allude alla capacità di pensare, apprendere, ricordare e decidere. Comprende una varietà di processi mentali che aiutano il cervello a funzionare e a sentirsi bene in generale. Supportando la crescita e la sopravvivenza delle cellule cerebrali (neuroni) e delle connessioni (sinapsi), promuovendo la neuroplasticità, riducendo l'infiammazione, migliorando la circolazione e promuovendo la salute cognitiva, l'esercizio ha dimostrato di essere benefico.

Vantaggi dell'attività per il benessere mentale

1.**Memoria e apprendimento ulteriormente sviluppati**: la capacità del cervello di apprendere e conservare le informazioni è migliorata dall'esercizio fisico regolare, in particolare dall'esercizio aerobico. Stimola l'ippocampo, una regione del cervello necessaria per la formazione della memoria.

2.**Aumento della capacità cognitiva**: la pratica sostiene le capacità mentali, ad esempio la considerazione, il pensiero, il pensiero critico e l'orientamento. Aumenta la flessibilità cognitiva, consentendo agli individui di rispondere meglio alle mutevoli circostanze.

3.**Minore probabilità di declino cognitivo**: l'attività fisica riduce il rischio di malattie neurodegenerative come l'Alzheimer e la demenza, nonché di declino cognitivo legato all'età. Man mano che le persone invecchiano, aiuta a mantenere intatte la struttura e la funzione del cervello.

4.**Controllo dell'umore**: endorfine e altri neurotrasmettitori vengono rilasciati durante l'esercizio, il che riduce l'ansia, la depressione e i sintomi dello stress promuovendo sentimenti di felicità e relax.

5.**Miglioramento della neuroplasticità**: la capacità del cervello di riorganizzare e creare nuove connessioni neurali in risposta all'apprendimento, all'esperienza e alle lesioni, nota come neuroplasticità, è migliorata dall'esercizio. L'adattabilità cognitiva e la resilienza ne sono rafforzate.

Esercizi per la salute cognitiva

1.Tipi di attività aerobica: Camminare, fare jogging, andare in bicicletta, nuotare, ballare e altre attività aerobiche aumentano il flusso di ossigeno al cervello e la frequenza cardiaca, migliorando così la salute del cervello e la funzione cognitiva.

2.Allenamento per la forza**: gli esercizi di opposizione, compreso il sollevamento pesi, gli allenamenti con la fascia di ostruzione e gli esercizi con il peso corporeo, sviluppano ulteriormente la forza muscolare e il sostegno in generale per il benessere reale, che di conseguenza avvantaggia la capacità mentale.

3.Esercizi per l'equilibrio e la coordinazione**: equilibrio, coordinazione e propriocezione (consapevolezza del corpo) vengono tutti migliorati attraverso lo yoga, il Tai Chi e il Pilates, che riducono anche il rischio di cadute.

4. **Esercizi mente-corpo: il supporto alla salute cognitiva, le pratiche di consapevolezza, la meditazione e le tecniche di rilassamento riducono lo stress, migliorano la concentrazione e migliorano la regolazione emotiva.

I meccanismi che sono alla base dei benefici cognitivi dell'esercizio Neurogenesi**: il processo di creazione di nuovi neuroni (neurogenesi) nell'ippocampo e in altre aree del cervello coinvolte nell'apprendimento e nella memoria è aiutato dall'esercizio.

Fattori neurotrofici: la produzione di fattori neurotrofici come il fattore neurotrofico derivato dal cervello (BDNF), che aiuta la sopravvivenza, la crescita e la connettività dei neuroni, è potenziata dall'attività fisica.

Livelli più bassi di infiammazione**: compreso il cervello, l'esercizio fisico riduce l'infiammazione in tutto il corpo, il che può essere un fattore nel declino cognitivo e nelle malattie neurodegenerative.

Aumento del flusso sanguigno**: apportando ossigeno e sostanze nutritive al cervello e supportando la funzione cerebrale complessiva, l'attività fisica migliora la circolazione sanguigna e la salute vascolare.

Miglioramento dell'umore e riduzione dello stress**: endorfine, serotonina e dopamina, neurotrasmettitori che migliorano l'umore e alleviano stress e ansia, vengono rilasciati quando le persone fanno attività fisica.

1. Metodi pratici per includere l'esercizio fisico nella vita quotidiana Stabilisci obiettivi raggiungibili**: in base alle tue preferenze, alla tua salute e al tuo livello di forma fisica attuale, stabilisci obiettivi di esercizio fattibili. Inizia con piccoli progressi e aumenta gradualmente la portata e la potenza.

2. ** Trova attività che ti piaceranno: per rendere l'attività fisica regolare un'abitudine, scegli le attività e gli esercizi che ti piacciono. Mescola e abbina vari tipi di attività per mantenere gli esercizi affascinanti.

3. **Pianifica sessioni di attività ordinarie**: dedica tempo alla pratica quasi tutti i giorni della settimana. La chiave per ottenere i benefici cognitivi e per la salute dell'attività fisica è la coerenza.

4. ** Unisci l'attività fisica alla routine quotidiana**: prendi le scale invece dell'ascensore, vai al lavoro a piedi o in bicicletta o svolgi le faccende domestiche che richiedono movimento per incorporare l'attività fisica nella tua routine quotidiana.

5. **Esercizio fisico come mezzo di socializzazione**: partecipa a squadre sportive, gruppi di camminate o lezioni di fitness di gruppo per combinare l'attività fisica con l'interazione sociale, che aumenta la motivazione e il divertimento.

6. **Osserva i progressi**: per rimanere responsabile e motivato, tieni traccia delle tue attività fisiche, dei progressi e dei risultati ottenuti. Registra i tuoi allenamenti e stabilisci nuovi obiettivi con l'aiuto di app o diari di fitness.

Considerazioni sulla sicurezza e sull'efficienza

1. **Consultare un medico**: prima di iniziare un altro programma di attività, soprattutto se hai problemi o preoccupazioni mediche nascoste, parla con un fornitore di servizi medici o un esperto di benessere.

2. **Riscaldamento e resistenza**: usa sempre movimenti delicati per riscaldare i muscoli e le articolazioni prima dell'allenamento. Lo stretching

successivo aiuterà ad aumentare la flessibilità e a ridurre il dolore muscolare.

3. **Rimani idratato e nutrito**: rimani idratato sorseggiando acqua prima, durante e dopo l'esercizio. Segui una dieta ben bilanciata con carboidrati, proteine e grassi sani per aiutarti a sentirti più energico e aiutare i tuoi muscoli a recuperare.

4. **Presta attenzione al tuo corpo**: prendi nota di come si sente il tuo corpo sia prima che dopo l'esercizio. Cambia o interrompi l'attività se avverti dolore, vertigini o disagio e, se hai bisogno di aiuto, parla con un professionista.

Casi di studio e storie di successo L'esercizio fisico regolare ha migliorato la funzione cognitiva, l'umore e il benessere generale per coloro che lo incorporano nella propria routine. Queste storie di successo evidenziano gli effetti trasformativi dell'esercizio fisico sulla salute cognitiva e sulla qualità della vita, dal mantenimento dell'acutezza mentale alla riduzione dello stress e all'aumento della fiducia.

Conclusione In conclusione, l'esercizio fisico è un potente strumento per migliorare l'umore, sostenere il benessere generale e promuovere la salute cognitiva per tutta la vita. Le persone possono ridurre il rischio di declino cognitivo e di malattie neurodegenerative, migliorando allo stesso tempo la memoria, la concentrazione e la funzione cognitiva attraverso un'attività fisica regolare. Ci diamo la capacità di invecchiare attivamente, di mantenere la mente acuta e di avere una migliore qualità di vita dando all'esercizio una priorità più alta nella nostra vita quotidiana. Essere attivi non significa solo mantenersi in forma; ci aiuta anche a far crescere il nostro cervello, a migliorare le nostre capacità cognitive e a farci sentire meglio ora e in futuro.

Capitolo 9

Superare le barriere comuni all'esercizio fisico negli anziani

Conquistare i confini normali per esercitarsi negli adulti più affermati

La pratica è fondamentale per stare al passo con il benessere reale, la capacità mentale e in generale la prosperità man mano che le persone invecchiano. Tuttavia, gli anziani spesso affrontano ostacoli e sfide unici che potrebbero impedire loro di impegnarsi regolarmente in attività fisica. Per incoraggiare uno stile di vita più attivo e più sano negli anni successivi, è essenziale affrontare questi ostacoli, comprese le preoccupazioni sulla sicurezza e il disagio, la mancanza di motivazione e i limiti percepiti. Questa indagine approfondita approfondisce gli ostacoli più comuni all'esercizio fisico affrontati dagli anziani, i metodi pratici per superare questi ostacoli e l'importanza delle strategie individualizzate per promuovere un'attività fisica regolare.

Comprendere gli ostacoli all'esercizio fisico regolare per gli anziani Gli anziani possono affrontare una serie di ostacoli che limitano la loro volontà o capacità di esercitare regolarmente:

1. **Limitazioni corporee**: l'esercizio fisico può essere difficile o scomodo per le persone con patologie croniche come artrite, osteoporosi, malattie cardiovascolari o problemi di mobilità.

2. **Avversione agli infortuni**: gli anziani possono essere scoraggiati dal partecipare ad attività fisiche a causa della preoccupazione di cadere, di subire lesioni articolari o di condizioni di salute aggravate.

3.**Mancanza di comprensione**: una comprensione limitata delle prove di attività sicure, delle strategie appropriate o delle risorse accessibili potrebbe impedire agli adulti più esperti di iniziare o mantenere una routine di attività.

4.**Isolamento dagli altri**: una persona può essere meno motivata a prendere parte a lezioni di ginnastica di gruppo o a impegnarsi in attività fisiche se sperimenta sentimenti di solitudine o mancanza di supporto sociale.

5. ** Fattori esterni: le opportunità di attività fisica possono essere limitate da problemi di accessibilità come la mancanza di trasporti, la mancanza di strutture per l'esercizio fisico o condizioni di quartiere non sicure.

6.**Ostacoli psicologici: la motivazione e la volontà di fare esercizio possono essere influenzate da problemi di salute mentale come depressione, ansia o bassa autostima.

Modi per aggirare gli ostacoli all'esercizio fisico

1** Consulta un medico**: consulta un professionista sanitario per valutare la tua salute fisica, discutere eventuali limitazioni o preoccupazioni e ottenere consigli personalizzati prima di iniziare un programma di esercizi.

2. **Inizia lentamente e procedi lentamente**: inizia con esercizi a bassa intensità e aumenta gradualmente la loro durata, frequenza e intensità man mano che i tuoi livelli di forma fisica aumentano. Questa strategia aumenta la fiducia e riduce il rischio di infortuni.

3. ** Scegli le attività che ti piaceranno: per rendere l'attività fisica più piacevole e duratura, scegli esercizi compatibili con i tuoi interessi e preferenze. Camminare, nuotare, ballare, giardinaggio e lezioni di fitness di gruppo sono tutte opzioni.

4. **Modifica gli esercizi**: esegui gli esercizi in modo da tenere conto di eventuali problemi di salute o limitazioni che potresti avere. Ad esempio, usa i sedili per aiutarti durante la preparazione alla forza o scegli esercizi a bassa influenza per ridurre la pressione articolare.

5. ** Stabilisci obiettivi raggiungibili **: in base alle tue capacità e ai tuoi obiettivi, stabilisci obiettivi di fitness realizzabili. Per rimanere motivati e mantenere lo slancio, celebra i risultati e i traguardi raggiunti.

6. ** Utilizza la socializzazione **: per connessioni sociali, motivazione e responsabilità, unisciti a gruppi di fitness, club di camminata o lezioni di esercizi di gruppo. L'interazione sociale aumenta il divertimento e l'aderenza all'esercizio.

7. **Utilizza la tecnologia**: approfitta delle lezioni di esercizi virtuali, delle app di fitness e dei video di allenamento disponibili online per gli anziani. Queste

risorse offrono adattabilità, accomodamento e direzione
per esercitarsi a casa o in contesti locali.

Affrontare le preoccupazioni sulla sicurezza

1. ** Riscaldamento e resistenza**: per preparare i muscoli e le articolazioni all'attività, inizia ogni sessione di allenamento con un leggero riscaldamento. Lo stretching successivo aiuterà ad aumentare la flessibilità e a ridurre il dolore muscolare.

2. **Utilizzare strumenti adeguati**: vestirsi comodamente e con calzature adatte all'attività fisica. Per aumentare la sicurezza e l'efficienza, utilizzare attrezzature di supporto come bastoncini da passeggio o fasce di resistenza.

3. **Idratarsi regolarmente**: mantenersi idratati bevendo acqua prima, durante e dopo l'esercizio. È importante tenere d'occhio la quantità di liquidi che bevi perché le persone anziane potrebbero avere meno sete.

4. **Intensità dello schermo**: concentrati sui livelli di impegno e modifica la potenza della pratica caso per caso. Utilizza il "test della conversazione" per verificare la forza: essere pronto a parlare serenamente durante l'azione mostra una potenza moderata.

5. **Considera stabilità ed equilibrio**: se vuoi ridurre il rischio di caduta, scegli esercizi che migliorano l'equilibrio e la coordinazione. Includi allenamenti per l'equilibrio nella tua routine settimanale, come lo yoga o il Tai Chi.

1. Superare gli ostacoli psicologici riduce lo stress: Le endorfine vengono rilasciate e il rilassamento viene incoraggiato durante l'esercizio, riducendo così lo stress e l'ansia. Per migliorare la salute mentale, incorpora pratiche di consapevolezza o meditazione prima o dopo l'attività fisica.

2. Aiuta la fiducia**: concentrati sui risultati personali e sui progressi per creare coraggio. Sostenere un dialogo interiore positivo e riconoscere i vantaggi dell'attività ordinaria per il benessere fisico e psicologico.

3. Cerca supporto sociale**: incoraggiamento, motivazione e cameratismo possono essere creati partecipando a routine di esercizi con amici, familiari o gruppi di supporto. Celebrare i successi e condividere esperienze.

4. ** Prenditi cura della tua salute mentale: se problemi di salute mentale come depressione o ansia rendono difficile trovare la motivazione per fare esercizio o praticarlo, dovresti ottenere aiuto da un consulente o da un gruppo di supporto.

Stabilire un clima aperto

1. **Investiga sulle risorse della comunità**: esamina le strutture ricreative, i centri per anziani o i centri comunitari nella tua zona che offrono programmi per gli anziani. In molte comunità sono disponibili sentieri pedonali, attrezzature per il fitness e corsi di ginnastica specifici per gli anziani.

2. **Adatta il tuo spazio abitativo**: crea un'area dedicata agli esercizi con ostacoli minimi, illuminazione

adeguata e una temperatura confortevole per incoraggiare l'attività fisica nella tua casa.

3. ** Utilizza i servizi per i trasporti **: accedi alle amministrazioni dei trasporti o ai progetti di trasporto senior per conquistare i confini legati alla portabilità o al trasporto negli uffici di pratica.

Celebrare storie di successo e fornire ispirazione

1. Presentare i risultati individuali**: per ispirare gli altri e dimostrare i benefici dell'attività fisica, condividere storie di successo di anziani che hanno superato ostacoli e adottato un esercizio fisico regolare.

2. ** Monitora i progressi **: per tenere traccia della routine di allenamento, dei progressi e dei risultati ottenuti, utilizza le app di fitness o tieni un diario di fitness. Pensa a come sono migliorati la tua forza, flessibilità, umore e benessere generale.

3. **Osserva i traguardi**: i traguardi, come il completamento di una sfida di fitness, il raggiungimento di un obiettivo di fitness o l'adesione costante a una routine di allenamento, dovrebbero essere celebrati. Lodare i risultati ottenuti per rimanere convinti e impegnati.

In conclusione, la promozione dell'attività fisica e il miglioramento della salute e del benessere generale degli anziani richiedono il superamento degli ostacoli comuni all'esercizio fisico. Gli individui possono sviluppare strategie individuali per incorporare l'esercizio fisico regolare nella routine quotidiana affrontando limitazioni fisiche, problemi di sicurezza, mancanza di motivazione e fattori ambientali. Un programma di esercizi efficace e duraturo è reso possibile dall'impegno in attività divertenti, dalla definizione di obiettivi raggiungibili, dalla ricerca del supporto sociale e dall'utilizzo delle risorse disponibili. L'attività fisica è importante per le persone anziane perché le aiuta a mantenere la propria indipendenza, a migliorare la qualità della vita e a raccogliere i numerosi benefici derivanti dal rimanere attivi per tutta la vita. L'obiettivo di adottare un approccio proattivo per superare gli ostacoli all'esercizio fisico non è solo migliorare la propria forma fisica, ma anche migliorare la propria salute mentale, le connessioni sociali e la vitalità al fine di mantenere la propria salute e felicità.

Capitolo 10

Trovare il programma di fitness giusto per le tue esigenze

Scegliere il giusto regime di allenamento è fondamentale per raggiungere gli obiettivi di benessere individuali, tenere il passo con l'ispirazione e garantire un'adesione a lungo termine al lavoro attivo. Trovare un programma su misura per le tue esigenze e preferenze è essenziale, che tu sia un principiante che cerca di iniziare una routine di fitness, una persona che si sta riprendendo da un infortunio o una persona anziana che cerca di migliorare la forza e la mobilità. Questa guida completa illustra i vari aspetti da tenere in considerazione quando si seleziona un programma di fitness, i vari tipi di programmi disponibili, come determinare se un programma è adatto o meno a te e suggerimenti pratici per iniziare e mantenere l'impegno.

Riconoscere i propri obiettivi e bisogni di fitness Prima di iniziare un programma di fitness, è essenziale definire i propri obiettivi e valutare il proprio livello di forma fisica attuale:

1. ** Obiettivi sanitari:**Determina i tuoi obiettivi di allenamento, tra cui perdita di peso, aumento muscolare, miglioramento della salute cardiovascolare, maggiore flessibilità, riduzione dello stress o benessere generale.

2. **Livello di forma fisica**: prendi in considerazione la resistenza, la forza, la flessibilità e l'equilibrio nella tua valutazione della forma fisica. Questa valutazione aiuta nello sviluppo di un programma che ti sfida adeguatamente senza causare lesioni o scoraggiamento.

3. **Considerazioni di medicina**: prendere in considerazione eventuali lesioni, limitazioni fisiche o condizioni di salute esistenti. Se vuoi assicurarti che gli esercizi che scegli siano sicuri e adatti, dovresti parlare con un medico o un professionista del fitness.

1. **Tipi di programmi di esercizi per l'esercizio cardiovascolare**:
- **Programmi di passeggiata/corsa**: ragionevoli per i dilettanti a livelli di benessere all'avanguardia, concentrandosi sul lavoro sulla perseveranza cardiovascolare.
- **Programmi di ciclismo**: il ciclismo, sia al chiuso che all'aperto, può aiutare a sviluppare la forza nella parte inferiore del corpo e la forma cardiovascolare.
- Lezioni di aerobica: ne sono esempi la danza aerobica, la Zumba o lo step aerobica, che combinano divertimento, musica e cardio nelle palestre o nei centri comunitari.

2. **Programmi per l'allenamento della forza**:
- Sollevamento pesi: utilizza pesi liberi o macchine per l'allenamento di resistenza per sviluppare forza e tono muscolare.
- Allenamenti a corpo libero: integra pratiche come squat, spinte, flessioni e tavole, che richiedono hardware trascurabile e ragionevoli per tutti i livelli di benessere.

- Fasce di resistenza: utilizza fasce di resistenza variabile per l'allenamento di resistenza, rendendolo ideale per gli allenamenti a casa e per migliorare il tono muscolare.

3. **Programmi per l'Equilibrio e la Flessibilità**:
- **Yoga**: attraverso pose e respirazione controllata, migliora flessibilità, equilibrio e rilassamento.
-- Pilates: utilizza riformatori o tappetini e movimenti precisi per migliorare la postura, la flessibilità e la forza del core.
- **Tai Chi**: promuove l'equilibrio, la coordinazione e la riduzione dello stress combinando movimenti delicati con la respirazione profonda.

4. **Programmi con specializzazione**:
- **Programmi per Senior Fitness**: personalizzati per adulti più affermati per sviluppare ulteriormente versatilità, forza ed equilibrio pensando al benessere e alla sicurezza articolare.
- **Programmi di recupero**: rivolti alle persone che si stanno riprendendo da un intervento chirurgico o da un infortunio, con particolare attenzione alla riabilitazione graduale e al movimento funzionale.

Valutazione della ragionevolezza del sistema

1. **Preferenze individuali**: scegli le attività che ti piace fare e che non vedi l'ora di fare spesso. Il divertimento aumenta la motivazione e la probabilità di adesione.

2. **Livello di forma fisica**: scegli un programma che ti sfida in modo appropriato mantenendo il tuo attuale

livello di forma fisica. I programmi dovrebbero essere scalabili per adattarsi al progresso del fitness.

3. **Dedicazione del tempo**: pensa a quanto tempo dura ogni allenamento e quanto spesso lo fai. Scegli un programma che si adatti ai tuoi orari e al tuo stile di vita per garantire coerenza.

4. **Accessibilità**: valutare la facilità di accesso all'istruzione, alle attrezzature e alle strutture. Per un impegno a lungo termine, scegli programmi convenienti e di semplice accesso.

5. **Comfort e sicurezza**: considera eventuali limitazioni fisiche o problemi di salute per garantire che gli esercizi e le attività siano sicuri e confortevoli. Modificare gli esercizi secondo necessità per evitare infortuni.

Suggerimenti essenziali per iniziare Chiedi consiglio a un professionista

1. Ottieni assistenza da un istruttore di fitness, un fisioterapista o un altro professionista sanitario per sviluppare un piano di esercizi personalizzato adattato ai tuoi obiettivi e alla tua salute attuale.

2. **Inizia lentamente**: inizia con esercizi a bassa forza e aumenta progressivamente durata, potenza e complessità man mano che il benessere avanza. Questo metodo aumenta la resistenza e riduce il rischio di infortuni.

3. **Riscaldamento e resistenza**: riscaldarsi sempre con movimenti dinamici prima dell'esercizio per

preparare i muscoli e le articolazioni. Lo stretching statico è un buon modo per rinfrescarsi dopo un allenamento per aumentare la flessibilità e alleviare il dolore muscolare.

4. **Rimani idratato e nutrito**: rimani idratato sorseggiando acqua prima, durante e dopo l'esercizio. Consumare una dieta nutriente e ben bilanciata per favorire il recupero muscolare, la salute generale e i livelli di energia.

5. ** Monitora i progressi **: utilizza app o un diario di fitness per tenere traccia dei tuoi allenamenti, progressi e risultati. Per rimanere motivato, celebra i traguardi raggiunti e i guadagni in forza, resistenza o flessibilità.

Mantenere l'impegno nel programma di fitness Stabilire obiettivi raggiungibili

1. Stabilire obiettivi a breve e lungo termine specifici, misurabili e con scadenze realizzabili. Modificare gli obiettivi secondo necessità in base ai progressi e alle preferenze.

2. ** Stabilisci la responsabilità: per motivazione e responsabilità, condividi i tuoi obiettivi di fitness con amici, familiari o un compagno di allenamento. Prendi in considerazione l'idea di iscriverti a corsi di benessere di gruppo o a reti online per ricevere aiuto.

3. **Varialo**: variando i tuoi allenamenti e tentando nuove attività o esercizi, puoi evitare la noia e gli altipiani. Utilizza una varietà di esercizi per mantenere i tuoi allenamenti interessanti e mirare a vari gruppi muscolari.

4. **Presta attenzione al tuo corpo**: prendi nota di come si sente il tuo corpo sia prima che dopo l'esercizio. Riposati e recupera caso per caso per prevenire il sovrallenamento e ridurre il rischio di infortuni.

5. **Cambia e adattati**: il tuo programma di fitness dovrebbe essere adattabile e flessibile. Per mantenere coerenza e divertimento, adatta gli esercizi, le routine o i programmi man mano che le circostanze della vita cambiano.

Celebrare storie di successo e fornire ispirazione

1. L'influenza degli altri**: prendi ispirazione dalle storie di successo di persone che hanno perseverato e lavorato duramente per raggiungere i propri obiettivi di fitness o superare gli ostacoli.

2. **Considera i tuoi risultati**: medita sui risultati e sui successi individuali, che si tratti di portare a termine una sfida di benessere, arrivare a un obiettivo di riduzione del peso o lavorare su benessere e prosperità in generale.

3. **Rimani ottimista**: concentrati sui vantaggi di un esercizio fisico regolare per la salute fisica, il benessere mentale e la qualità della vita mantenendo un atteggiamento positivo. Goditi il viaggio verso una salute migliore e celebra il progresso.

Conclusione In conclusione, determinare i tuoi obiettivi, valutare il tuo livello di forma fisica e selezionare attività che corrispondono ai tuoi interessi e preferenze sono tutti passaggi necessari per selezionare il programma di fitness ideale. Esistono una varietà di opzioni e approcci che possono essere adattati alle esigenze e alle capacità di ciascun individuo, sia che tu voglia migliorare la tua salute cardiovascolare, sviluppare forza, migliorare la flessibilità o gestire lo stress. Puoi sviluppare una routine di esercizi di lunga durata che migliori la tua salute e il tuo benessere generale iniziando lentamente, rimanendo costante e modificando il tuo programma secondo necessità. Non si tratta solo di mettersi in forma fisicamente; significa anche prendersi cura del proprio corpo, aiutarti a raggiungere i tuoi obiettivi di salute e divertirti nel percorso verso uno stile di vita più sano e attivo per molti anni a venire.

Capitolo 11

Rimanere al sicuro e senza infortuni durante l'attività fisica

Prevenire gli infortuni durante l'allenamento Sebbene l'allenamento sia essenziale per la forma fisica, la salute generale e il benessere, è essenziale dare priorità alla sicurezza per evitare infortuni e massimizzare i benefici per la salute a lungo termine. Che tu stia iniziando un altro programma giornaliero di allenamento, studiando vari tipi di attività proattive o pianificando di rimanere al passo con il benessere a lungo termine, comprendere gli standard chiave di prevenzione degli infortuni e le regole di sicurezza è fondamentale. Questa guida completa esamina i modi per allenarsi in modo sicuro e senza infortuni, le cause più comuni di infortuni causati dall'esercizio fisico, i modi per prevenire gli infortuni e come creare una routine di allenamento sicura ed efficace.

ComprensioneLesioni legate all'esercizio fisicoEsistono numerose potenziali cause di infortuni legati all'esercizio fisico, tra cui

1. **Uso eccessivo**: lesioni da uso eccessivo come tendiniti, fratture da stress e stiramenti muscolari possono derivare dall'esecuzione ripetuta degli stessi movimenti o esercizi senza concedere abbastanza tempo per riposare o recuperare.

2. ** Metodo inappropriato: muscoli, articolazioni e legamenti possono essere sottoposti a tensione quando

gli esercizi vengono eseguiti in modo errato, aumentando il rischio di lesioni acute e dolore cronico.

3. **Riscaldamento inadeguato**: è possibile ridurre il flusso sanguigno muscolare saltando gli esercizi di riscaldamento prima di impegnarsi in un'attività fisica, rendendo i muscoli più vulnerabili a stiramenti e strappi.

4. **Allenamento insufficiente**: iniziare o espandere la potenza dell'esercizio eccessivamente velocemente senza un'adeguata modellatura può affaticare i muscoli o causare pressione cardiovascolare.

5. **Problemi relativi all'attrezzatura**: gli infortuni possono derivare dall'utilizzo di attrezzature obsolete o inadeguate, come macchine per esercizi con impostazioni errate o scarpe che non forniscono un supporto sufficiente.

Strategie per mantenersi al sicuro ed evitare infortuni**Consultare un medico**

1. Prima di iniziare un altro programma di attività, soprattutto se hai precedenti problemi o preoccupazioni mediche, parla con un fornitore di servizi medici per esaminare la preparazione al lavoro vero e proprio.

2. **Inizia lentamente e procedi lentamente**: inizia con esercizi a bassa intensità e aumenta gradualmente la loro durata, frequenza e intensità nel tempo. Il sistema cardiovascolare, i muscoli e le articolazioni possono adattarsi a questo metodo, riducendo la probabilità di lesioni.

3. **Riscaldamento e resistenza**: per aumentare il flusso sanguigno e preparare i muscoli all'attività, riscaldati sempre prima dell'esercizio con movimenti dinamici come camminare, fare jogging leggero o oscillare le braccia. Lo stretching statico è un buon modo per rinfrescarsi dopo un allenamento per aumentare la flessibilità e alleviare il dolore muscolare.

4. **Utilizza il metodo corretto**: apprendi le tecniche di esercizio corrette da istruttori qualificati o professionisti del fitness. Centrare attorno a una struttura adeguata per amplificare l'adeguatezza e limitare il carico su muscoli e articolazioni.

5. **Presta attenzione al tuo corpo**: prendi nota di come si sente il tuo corpo sia prima che dopo l'esercizio. Interrompi l'attività e riposa se avverti dolore, disagio o stanchezza insolita. Affrontare il dolore può causare ulteriori danni.

6. **Rimani idratato e nutrito**: mantieniti idratato bevendo acqua prima, durante e dopo l'esercizio. Consumare una dieta nutriente e ben bilanciata per favorire il recupero muscolare, la salute generale e i livelli di energia.

7. ** Assicurati che i tuoi allenamenti siano vari: includi una varietà di attività ed esercizi per colpire vari gruppi muscolari e prevenire infortuni dovuti a un uso eccessivo.

Unisci pratiche ad alto impatto, preparazione della forza, adattabilità ed equilibrio nel tuo programma quotidiano.

1. **Lesioni comuni legate all'esercizio fisico e suggerimenti per la prevenzione di stiramenti e distorsioni muscolari**:
- "Profilassi": eseguire la tecnica corretta, aumentare gradualmente l'intensità prima dell'esercizio e riscaldarsi. Muoviti lentamente o bruscamente, poiché ciò può sforzare i muscoli.

2. ** Ferite articolari (ad es. Ginocchio o spalla) **:
- "Profilassi": fortificare i muscoli attorno alle articolazioni, utilizzare calzature e attrezzature adeguate e cercare di non sovraccaricare le articolazioni con peso o effetti non necessari.

3. ** Tendinite**:
- "Profilassi": includi esercizi di stretching e flessibilità, riduci il numero di ripetizioni che sollecitano i tendini e aumenta gradualmente l'intensità degli allenamenti.

4. **Fratture da stress**:
- "Profilassi": mantenere calzature e superfici di supporto adeguate, consumare nutrienti sufficienti per la salute delle ossa e aumentare gradualmente l'intensità e la durata dell'esercizio.

5. ** ** Mal di schiena:
- "Profilassi": mantenere una posizione legittima durante gli allenamenti, rinforzare i muscoli centrali, evitare curve eccessive o movimenti di inchino e utilizzare procedure di sollevamento adeguate.

Creare una routine di allenamento sicura ed efficace

1. ** Stabilisci obiettivi raggiungibili **: in base al tuo attuale livello di forma fisica, salute e preferenze, imposta obiettivi di fitness realizzabili. Concentrarsi su progressi costanti nel lungo termine.

2. ** Scegli esercizi ragionevoli **: seleziona attività in linea con i tuoi obiettivi di benessere, interessi e capacità effettive. Considera una metodologia decente che incorpori la preparazione ad alto impatto, forza, adattabilità e equilibrio.

3. ** Crea un programma equilibrato: ogni sessione di allenamento dovrebbe includere un riscaldamento, un esercizio aerobico, un allenamento per la forza, esercizi di flessibilità e un defaticamento. allenamenti che raggiungono un equilibrio tra diversi obiettivi di fitness e gruppi muscolari.

4. **Intensità schermo**: per valutare l'intensità dell'esercizio, utilizzare la scala dello sforzo percepito o il monitoraggio della frequenza cardiaca. Scegli l'oro per l'attività vigorosa e il cambiamento in considerazione dei livelli e degli obiettivi di benessere individuali.

5. **Garantisci il recupero**: tra allenamenti intensi, programma giorni di riposo per dare ai muscoli il tempo di recuperare e ripararsi. Un riposo e un recupero soddisfacenti sono fondamentali per prevenire il sovrallenamento e gli infortuni.

6. **Mantieni la coerenza**: crea una routine di allenamento che funzioni con il tuo programma e altri impegni. Per raggiungere gli obiettivi di fitness e mantenere i benefici della salute generale, la coerenza è essenziale.

Affrontare la sicurezza in vari contesti di allenamento

1. **Centro fitness o palestra**:
- Imparare come utilizzare l'attrezzatura e le precauzioni di sicurezza.
- Chiedi consigli ai professionisti del fitness su come utilizzare l'attrezzatura e la tecnica giuste.
- Rispettare lo spazio individuale e il decoro nelle regioni di pratica condivisa.

2. **Attività all'aperto**:
- Scegli percorsi pedonali, di corsa o ciclabili che siano sicuri e ben illuminati.
- Indossare calzature e indumenti adatti al clima.
- Prestare attenzione agli elementi ambientali e ai pericoli attesi, come il paesaggio sbilenco o il traffico.

3. **Esercizio fisico a casa**:
- Assicurarsi che ci sia spazio sufficiente per l'esercizio per evitare di inciampare o cadere.
- Assicurarsi che l'attrezzatura sia robusta e in buone condizioni.

Per ricevere guida e ispirazione, pensa a seguire lezioni online o allenamenti virtuali condotti da insegnanti esperti.

1. ** Cercare supporto professionale e guida per personal trainer **: crea un piano di esercizi personalizzato che soddisfi le tue esigenze e obiettivi lavorando con personal trainer certificati, istruttori di fitness o fisioterapisti.

2. **Fornitori di servizi sanitari**: per consigli sulla sicurezza dell'esercizio fisico, sulla prevenzione degli infortuni e sulla gestione delle condizioni di salute esistenti, consultare operatori sanitari come medici, fisioterapisti o specialisti di medicina dello sport.

Conclusione

In conclusione, per godere dei benefici per la salute derivanti dall'esercizio fisico riducendo al minimo i rischi è necessario dare un'alta priorità alla sicurezza e alla prevenzione degli infortuni. Gli individui possono mantenere la forma fisica, migliorare la salute generale e sostenere abitudini di esercizio a lungo termine acquisendo una comprensione delle cause più comuni di infortuni causati dall'esercizio, mettendo in atto misure preventive e sviluppando una routine di allenamento che sia sicura ed efficace. L'implementazione di misure di sicurezza garantisce che il tuo esercizio continuerà ad essere piacevole, produttivo e benefico per la tua salute e il tuo benessere, indipendentemente dal fatto che tu stia iniziando una nuova routine di allenamento o migliorando il tuo attuale programma di fitness. Non si tratta solo di mettersi in forma fisicamente; significa anche prendersi cura del proprio corpo, evitare infortuni e ottenere il massimo dal rimanere attivi per il resto della vita.

Capitolo 12

Tecniche di motivazione per mantenere la coerenza

La coerenza è il fondamento di una routine di attività efficace, ma tenere il passo con l'ispirazione nel lungo periodo può essere difficile. Sia che tu stia pianificando di elaborare un nuovo programma di benessere, di superare i livelli di pratica o di sostenere la forza nei tuoi esercizi, è urgente trovare metodi di ispirazione praticabili. Questa guida completa esamina i principi psicologici che supportano le abitudini di fitness a lungo termine, consigli pratici per superare gli ostacoli comuni e strategie collaudate per rimanere motivati e coerenti con l'esercizio.

Comprendere la motivazione nell'esercizio fisico La motivazione è la forza trainante del comportamento e ha un impatto sulla nostra volontà di iniziare e mantenere l'attività fisica. Quando si parla di fitness, la motivazione può essere suddivisa in fattori intrinseci (interni) ed estrinseci (esterni):

1. **Motivazione interna**: nasce dal godimento personale, dalla contentezza o dall'appagamento forniti dall'esercizio. L'aumento di energia di un allenamento, il senso di realizzazione o il godimento dei benefici fisici e mentali dell'esercizio sono tutti esempi.

2. **Incentivi esterni**: implica ottenere premi, ricevere riconoscimenti o soddisfare le aspettative sociali come

incentivi esterni per incoraggiare la partecipazione agli esercizi.

Quando si tratta di rimanere costanti nell'esercizio, entrambi i tipi di motivazione giocano un ruolo. I fattori intrinseci, d'altro canto, tendono ad essere più durevoli per l'adesione a lungo termine, nonostante il fatto che le ricompense esterne possano fornire la motivazione iniziale.

Tecniche per una motivazione efficace

1. Stabilisci obiettivi SMART**: per fornire chiarezza e direzione, stabilisci obiettivi specifici, misurabili, raggiungibili, pertinenti e con limiti di tempo. Per monitorare i progressi e mantenere la motivazione, suddividi gli obiettivi più ampi in traguardi più gestibili.

2. ** Trova il tuo scopo: trova motivazioni personali per l'esercizio fisico in linea con i tuoi obiettivi e valori. Connettersi con le proprie motivazioni intrinseche migliora l'impegno e la perseveranza, sia che si tratti di raggiungere un obiettivo di fitness, aumentare l'energia, gestire lo stress o migliorare la salute.

3. ** Stabilisci una routine: crea un piano di esercizi ben organizzato che funzioni con il tuo programma e il tuo stile di vita. È più facile dare priorità al fitness come parte della tua routine quando sei coerente.

4. ** Varia i tuoi esercizi **: previeni l'affaticamento e il livello integrando l'assortimento nella tua routine di attività. Prova vari esercizi, attività o lezioni per mantenerli affascinanti e stimolanti.

5. ** Monitora i progressi **: tieni traccia dei tuoi traguardi, miglioramenti e risultati per rimanere motivato e celebrare i tuoi successi. Per monitorare visivamente i progressi, utilizza le app per il fitness, tieni un diario degli allenamenti o misura le metriche di fitness.

6. **Immaginare il successo**: Visualizza te stesso mentre raggiungi i tuoi obiettivi di fitness utilizzando tecniche di visualizzazione. La motivazione, la sicurezza di sé e l'impegno nel programma di esercizi sono tutti potenziati dalla visualizzazione del successo.

7. ** Stabilisci incentivi e premi **: imposta incentivi o premi per raggiungere obiettivi di fitness e rimanere costanti. Piccoli dolcetti, nuovi attrezzi per l'allenamento o altri premi non alimentari che rafforzano un buon comportamento sono tutti esempi di premi.

8. ** Individua partner responsabili **: assicurati di condividere i tuoi obiettivi di fitness con amici, familiari o un compagno di allenamento che può aiutarti a rimanere in pista e a ritenerti responsabile. La responsabilità aumenta l'impegno e la motivazione nell'esercizio.

9. ** Unisciti a un'area locale o a un gruppo**: connettiti con altri che condividono i tuoi interessi unendoti a una squadra sportiva, a un corso di fitness o a una comunità online. La motivazione, il cameratismo e il piacere dell'esercizio fisico sono tutti aiutati dal supporto sociale.

10. ** Praticare la cura di sé **: durante le difficoltà o gli intoppi, sii gentile con te stesso. Sii consapevole che i fallimenti sono opportunità di apprendimento e sviluppo e che il progresso è un viaggio. Concentrarsi sulla resilienza e sulla perseveranza piuttosto che sull'autocritica.

Superare gli ostacoli comuni alla coerenza

1. **Limiti di tempo**: nel tuo calendario, contrassegna le sessioni di allenamento come appuntamenti. Rendi l'attività fisica una priorità dedicando ogni giorno del tempo agli allenamenti, anche se solo per pochi minuti.

2. **Assenza di motivazione**: separare le commissioni in anticipi più modesti e concentrarsi sull'inizio. La motivazione spesso segue una volta che inizi a fare esercizio. Aiutati a ricordare i vantaggi e le motivazioni dietro il motivo per cui hai iniziato in ogni caso.

3. **Bassa energia o affaticamento**: nei giorni in cui ti senti stanco, scegli esercizi adatti al tuo livello di energia, come attività a bassa intensità. Per ritrovare la tua energia, incorpora tecniche di consapevolezza o rilassamento.

4. **Il tempo o l'ambiente**: scegli tra una varietà di opzioni di allenamento indoor o acquista abbigliamento e attrezzatura adatti all'outdoor. Cambia con le circostanze per rimanere coerente.

5. ** Infortunio o disagio fisico**: adatta gli esercizi per adattarli all'infortunio o al disagio. Concentrati su esercizi a bassa influenza o parla con un fornitore di servizi medici per cambiamenti di pratica che aiutano il recupero e il recupero.

6. **Noia o monogamia**: cambia i tuoi allenamenti, prova nuove lezioni o esercizi e cerca luoghi diversi in cui esercitarti per mantenerlo divertente e interessante.

Mettere in pratica i principi psicologici

1. Correzione del comportamento**: utilizza metodi di rinforzo positivo, come premiarti quando completi gli allenamenti o raggiungi traguardi importanti. Il supporto rafforza la condotta desiderata e aumenta l'ispirazione.

2. ** **Tecniche cognitive e comportamentali: combattere l'insicurezza e i pensieri negativi legati all'esercizio fisico. Sostituisci le convinzioni autolimitanti con certificazioni positive e concentrati sui vantaggi e sui progressi che hai fatto.

3. **Teoria della definizione degli obiettivi**: applicare gli standard di definizione degli obiettivi separando gli obiettivi più grandi in incarichi più modesti e ragionevoli. La motivazione aumenta e lo slancio viene creato quando vengono compiuti progressi incrementali.

4. **Teoria dell'autoassicurazione**: promuovendo l'autonomia, la competenza e la correlazione nelle scelte degli esercizi, puoi incoraggiare la motivazione intrinseca. Partecipare ad esercizi in linea con gli interessi e i valori individuali.

Consigli pratici per il successo a lungo termine

1. Crea un'atmosfera solidale**: lasciati circondare da persone che sono lì per supportarti e ispirarti nel tuo percorso di fitness. Stabilire un clima positivo che incoraggi la responsabilità e l'entusiasmo per l'allenamento.

2. **Considera e modifica**: valuta regolarmente la tua routine di allenamento, i tuoi obiettivi e le tue motivazioni. Per mantenere il tuo approccio pertinente ed efficace, adattalo in risposta al feedback, alle preferenze e alle circostanze mutevoli.

3. Osserva le pietre miliari**: anche i risultati più piccoli dovrebbero essere riconosciuti e celebrati. Riconosci i tuoi progressi, supera gli ostacoli e goditi il viaggio verso una salute e una forma fisica migliori.

Tutto sommato, per mantenere la coerenza nella pratica è necessario capire le proprie ispirazioni, applicare procedure efficaci e superare i normali ostacoli. Gli individui possono mantenere un impegno a lungo termine verso l'attività fisica fissando obiettivi chiari, coltivando motivazioni intrinseche, creando routine strutturate e utilizzando sistemi di supporto. Consolidare l'assortimento, seguire il progresso e provare l'empatia con se stessi aumenta il piacere e la versatilità nei tentativi di benessere. Alla fine, rimanere spronati è legato all'abbracciare una mentalità positiva, lodare i trionfi e abbracciare il viaggio verso un benessere e una prosperità ulteriormente sviluppati attraverso propensioni ad attività affidabili. Con impegno, determinazione e un modo proattivo di gestire l'ispirazione, le persone possono raggiungere obiettivi di benessere duraturi e godere dei vari vantaggi di uno stile di vita funzionante.

Capitolo 13

Suggerimenti di fitness per la gestione delle condizioni croniche

Suggerimenti per il fitness per la gestione delle condizioni croniche È essenziale gestire le condizioni croniche attraverso l'esercizio fisico e l'attività fisica regolari allo scopo di migliorare la qualità della vita, ridurre i sintomi e migliorare i risultati di salute. Non importa se soffri di diabete, malattie cardiache, artrite reumatoide o qualsiasi altro problema di salute cronico; incorporare strategie di fitness sicure ed efficaci può offrire numerosi vantaggi. Questo esaustivo aiuto esamina consigli personalizzati sul benessere, considerazioni su circostanze persistenti esplicite, vantaggi dell'attività e consigli pragmatici per mantenere un modo equo di gestire il benessere.

Benefici dell'attività fisica regolare per le persone con patologie croniche Ci sono molti vantaggi nell'attività fisica regolare per le persone con patologie croniche:

1. **Maggiore salute del cuore**: la pratica rinforza il muscolo cardiaco, riduce il battito cardiaco, sviluppa ulteriormente il decorso e diminuisce il rischio di malattie coronariche e ictus.

2. Flessibilità e forza muscolare migliorate**: gli esercizi di allenamento per la forza sono utili per l'artrite perché aumentano la massa muscolare, rendono le articolazioni più stabili e ti rendono più flessibile.

3. **Migliore controllo della glicemia**: l'attività fisica è necessaria per controllare il diabete e la resistenza all'insulina perché aiuta a tenere sotto controllo i livelli di zucchero nel sangue.

4. **Gestione del peso**: il rischio di complicazioni legate all'obesità viene ridotto e la salute generale migliora attraverso l'esercizio, che aiuta nella perdita o nel mantenimento del peso.

5. **Benefici per la salute mentale**: promuovendo la salute mentale in generale, l'esercizio fisico regolare migliora l'umore, riduce i sintomi di stress, ansia e depressione.

6. ** Qualità del riposo ulteriormente sviluppata**: il lavoro attivo può aiutare a gestire la progettazione del riposo e sviluppare ulteriormente la qualità del riposo, che è fondamentale per il benessere generale e il recupero.

Istruzioni di fitness personalizzate per specifiche condizioni croniche del diabete

1- Concentrarsi sull'attività fisica: migliorare la sensibilità all'insulina e il controllo della glicemia partecipando ad attività aerobiche di intensità moderata, come il nuoto, il ciclismo o la camminata.
- Tieni d'occhio i livelli di zucchero nel sangue: prima e dopo l'esercizio, misura i livelli di glucosio nel sangue per scoprire come l'esercizio influisce sui livelli di zucchero nel sangue.
- "Mantieni l'idratazione": previeni la disidratazione bevendo molta acqua prima, durante e dopo l'esercizio, soprattutto quando fa caldo.

- Pensa a fare un allenamento di forza: rafforza i tuoi muscoli, accelera il tuo metabolismo e aiuta a controllare il livello di zucchero nel sangue con un allenamento di forza.

2. ** Malattie del cuore:

- **Inizia lentamente**: inizia con attività a bassa intensità come camminare e, man mano che la tua forma fisica migliora, aumenta gradualmente la durata e l'intensità.
- Controlla la frequenza cardiaca: migliora la salute cardiovascolare prestando attenzione alla frequenza cardiaca durante l'attività fisica e puntando ad attività aerobiche di intensità moderata.
- **Incorpora l'allenamento per l'ostruzione**: rafforza il muscolo cardiaco e migliora la tua forma fisica eseguendo esercizi di allenamento della forza con fasce di resistenza o pesi leggeri.
- *Parla con un cardiologo*: le persone con patologie cardiache dovrebbero consultare un cardiologo per creare un piano di esercizi personalizzato che tenga conto della salute e della sicurezza cardiaca.

3. **Artrite**:

- **Scegli attività a basso effetto**: seleziona esercizi che limitano la pressione articolare, come il nuoto, esercizi vigorosi in acqua, ciclismo o utilizzo di macchine circolari.
- "Riscaldamento e defaticamento": concentrarsi su delicate attività di riscaldamento e allungamenti di defaticamento per ridurre la fermezza articolare e sviluppare ulteriormente l'adattabilità.

- Concentrati sulla gamma di movimento: integra pratiche che lavorano sull'adattabilità articolare e sulla portata del movimento, come yoga, Jujitsu o esercizi di estensione.
- **Modifica esercizi**: adatta gli esercizi in modo che non peggiorino il dolore alle articolazioni. Utilizzare la tecnica adeguata e pensare all'utilizzo di apparecchi ortodontici o altri dispositivi di assistenza per il supporto.

4. **Malattia ostruttiva polmonare (BPCO)**:

- **Esercizi di respirazione**: migliora la funzione polmonare e gestisci i sintomi praticando la respirazione a labbra increspate e la respirazione diaframmatica.
- Sviluppo graduale: iniziare con esercizi leggeri come la camminata e aumentare progressivamente la forza e l'ampiezza in base alla resistenza e al limite respiratorio.
- Tieni d'occhio i livelli di ossigeno: durante l'esercizio, le persone che utilizzano ossigeno supplementare dovrebbero tenere d'occhio i livelli di saturazione di ossigeno e regolare la loro intensità secondo necessità.
- Allenamento a intervalli: consolidare la preparazione allo stretching per lavorare sulla perseveranza cardiovascolare tenendo conto di periodi di riposo sufficienti.

5. **Osteoporosi**:

- Attività con carico: attività con carico come camminare, ballare o salire le scale possono aumentare la densità ossea e ridurre il rischio di fratture.
- Dovrebbe essere incluso l'allenamento per la forza: per rafforzare le ossa e i muscoli, esegui esercizi di resistenza con il tuo peso corporeo, pesi liberi o fasce di resistenza.
- **Zero in equilibrio**: per migliorare la stabilità e ridurre la probabilità di cadere, esegui esercizi di equilibrio come stare su una gamba o utilizzare le tavole di equilibrio.
- Evita attività ad alto impatto: evita attività che comportano salti o movimenti bruschi che vanno e

vengono rapidamente, poiché potrebbero metterti a rischio di fratture.

Guida pratica per l'implementazione sicura dell'esercizio

1. Consultare un medico**: consultare un professionista sanitario per consigli personalizzati e linee guida sulla sicurezza prima di iniziare un programma di esercizi, in particolare se si soffre di una condizione cronica o di problemi di salute.

2. **Inizia lentamente e procedi lentamente**: inizia con esercizi a bassa intensità e aumenta gradualmente la loro durata, frequenza e intensità nel tempo. Questo metodo consente al corpo di cambiare e riduce la possibilità di lesioni.

3. **Presta attenzione al tuo corpo**: prendi nota di come si sente il tuo corpo sia prima che dopo l'esercizio. Se avverti sintomi insoliti, come dolore, disagio o vertigini, fermati. Se necessario, modificare le attività o parlare con un operatore sanitario.

4. **Rimani idratato e nutrito**: rimani idratato sorseggiando acqua prima, durante e dopo l'esercizio. Consumare una dieta nutriente e ben bilanciata per favorire il recupero muscolare, la salute generale e i livelli di energia.

5. ** Utilizza strumenti e metodi adeguati**: per fare esercizio, indossa gli abiti e le calzature giusti. Utilizzare procedure e strutture legittime durante le attività per limitare il rischio di infortuni ed espandere la vitalità.

6. **Osserva i sintomi**: durante l'esercizio, fai attenzione a eventuali cambiamenti nei sintomi o nello stato di salute. Per garantire che gli allenamenti siano

sicuri ed efficaci, monitorare i livelli di zucchero nel sangue, la frequenza cardiaca, la respirazione e la salute generale.

Integrare l'attività fisica nella vita quotidiana

1. ** Stabilisci obiettivi raggiungibili **: in base ai tuoi interessi, capacità e stato di salute, imposta obiettivi di fitness raggiungibili. Concentrati sui progressi e loda i risultati ottenuti per rimanere slanciato.

2. ** Stabilisci una routine: promuovi un programma di allenamento prevedibile che si adatti al tuo programma quotidiano e al tuo stile di vita. Prendi appuntamenti per gli allenamenti per mettere l'attività fisica al primo posto.

3. **Cerca supporto sociale**: unisciti a un gruppo comunitario, a un corso di ginnastica o a un forum online per incontrare altri che hanno a che fare con problemi di salute simili. La motivazione, la responsabilità e il piacere dell'attività fisica sono tutti rafforzati dal supporto sociale.

4. **Monitora i progressi**: utilizza app per il fitness, monitora i parametri di fitness o tieni un diario degli allenamenti per tenere traccia dei progressi, dei miglioramenti e del rispetto degli obiettivi di allenamento. La motivazione e l'impegno si rafforzano quando si visualizzano i progressi.

Tutto sommato, coordinare la normale attività nella gestione delle circostanze attuali è fondamentale per sviluppare ulteriormente i risultati di benessere, migliorare la soddisfazione personale e ridurre gli effetti collaterali della malattia. Gli individui possono incorporare l'esercizio fisico in modo sicuro ed efficace nella loro routine quotidiana implementando strategie di fitness personalizzate, comprendendo considerazioni specifiche sulla condizione e aderendo alle linee guida di sicurezza. I programmi di esercizi personalizzati supportano la salute e il benessere generale, sia che si concentrino sul miglioramento della flessibilità articolare, sulla gestione del diabete o sulla salute cardiovascolare. Quando si tratta di gestire condizioni croniche attraverso l'attività fisica, l'adozione di una strategia di fitness equilibrata che incorpori esercizi aerobici, di forza, di flessibilità e di equilibrio garantisce benefici completi e successo a lungo termine. Gli individui hanno il potenziale per compiere progressi significativi nella loro salute, funzionalità e qualità della vita nel suo complesso con l'assistenza di operatori sanitari e una dedizione alla coerenza.

Conclusione:

Prosperare attraverso un invecchiamento in buona salute

Alla fine: fiorire attraverso la maturazione del suono

Mentre esploriamo il percorso della maturazione, stare al passo con il benessere, l'essenzialità e in generale la prosperità diventa progressivamente significativo. Invecchiare in salute significa adottare misure proattive per migliorare il proprio benessere fisico, mentale ed emotivo in modo da poter prosperare e vivere la vita al massimo. In questa conclusione vengono esaminati gli effetti trasformativi dell'adozione di un approccio olistico all'invecchiamento in buona salute, insieme a strategie attuabili e principi chiave.

Adottare un approccio salutare all'invecchiamento basato su tutto il corpo non significa solo liberarsi dalle malattie; Esemplifica una strategia olistica che affronta una varietà di aspetti del benessere:

1. **Idoneità fisica**: la vitalità fisica e la longevità sono supportate mettendo al primo posto l'esercizio fisico regolare, un'alimentazione sana, un sonno sufficiente e l'adozione di misure sanitarie preventive.

2. **Felicità nella mente**: la funzione cognitiva e la salute mentale vengono migliorate impegnandosi in attività cognitive, gestendo lo stress, coltivando le connessioni sociali e promuovendo la resilienza emotiva.

3. **Partecipazione sociale**: il benessere emotivo e la soddisfazione generale della vita sono aiutati dalla partecipazione alle attività della comunità, dalla promozione delle connessioni sociali e dal mantenimento di relazioni significative.

4. **Benessere ultraterreno**: la realizzazione spirituale e la resilienza vengono migliorate indagando le proprie convinzioni, impegnandosi nella consapevolezza o nella meditazione e individuando lo scopo della propria vita.

I primi cinque principi dell'invecchiamento in buona salute Gestisci la tua salute in modo proattivo:

Pianifica controlli sanitari regolari, tieni d'occhio le condizioni croniche e comunica apertamente con i tuoi operatori sanitari per prenderti cura della tua salute.

2. **Educazione continua**: animare la capacità mentale e l'intelligenza attraverso l'apprendimento profondamente radicato, le attività accademiche e la partecipazione a nuovi incontri che mettono alla prova e stimolano.

3. **Resilienza e adattabilità**: per affrontare efficacemente difficoltà e battute d'arresto, abbracciare le transizioni della vita, adattarsi alle mutevoli circostanze e coltivare la resilienza.

4. **Uno stile di vita sano**: per promuovere il benessere generale, cercare l'equilibrio nella routine quotidiana incorporando attività ricreative, attività fisica, rilassamento e interazioni sociali.

5. ** Vivere con uno scopo **: identificare e perseguire obiettivi, interessi e attività significativi che forniscono soddisfazione, realizzazione e scopo alla vita.

Approcci pratici all'invecchiamento in buona salute

1. ** Stare al passo con l'attività effettiva**: integrare la normale attività nei programmi quotidiani, concentrandosi su pratiche vigorose, di preparazione della forza, adattabilità ed equilibrio adattate alle esigenze e alle capacità individuali.

2. **Abitudini per mangiare bene**: segui una dieta ben bilanciata ricca di cereali integrali, frutta, verdura, proteine magre e grassi sani per aumentare la tua energia, il tuo sistema immunitario e la tua salute generale.

3. ** Riduzione dello stress basata sulla consapevolezza La riduzione dello stress e il benessere emotivo possono essere raggiunti attraverso lo yoga, esercizi di respirazione profonda, tecniche di rilassamento e meditazione consapevole.

4. **Dormi bene**: concentrarsi sulla pulizia del sonno prova, ad esempio, a mantenere un piano di riposo affidabile, a stabilire un programma di sonno più rilassato e a garantire un clima di riposo gradevole.

5. ** Esami sanitari regolari **: tieniti aggiornato su vaccinazioni, screening e altre misure sanitarie preventive raccomandate per particolari gruppi di età e condizioni di salute.

6. **Connessioni con gli altri**: Sviluppa e mantieni legami significativi con la famiglia, i compagni e le persone della zona per incoraggiare l'aiuto sociale, l'amicizia e la sensazione di avere un posto.

7. **Partecipazione ad attività ricreative**: impegnarsi in passatempi, interessi e attività che incoraggino il rilassamento, il divertimento, la creatività e la soddisfazione generale della vita.

Gli effetti trasformativi delle pratiche di invecchiamento sano sono i seguenti:

Miglioramento del tenore di vita

1. Gli individui sperimentano un miglioramento della funzione fisica, della chiarezza mentale e della resilienza emotiva quando danno priorità ai comportamenti che promuovono la salute e adottano un approccio olistico all'invecchiamento.

2. **Riduzione del rischio di malattie**: benefici per la salute a lungo termine derivanti dall'adozione di abitudini sane che riducono il rischio di malattie croniche come il diabete, le malattie cardiovascolari, l'osteoporosi e alcuni tipi di cancro.

3. **Aspettativa di vita più lunga**: essere fisicamente attivi regolarmente, seguire una dieta equilibrata, controllare lo stress e costruire connessioni sociali aiutano le persone a vivere una vita più lunga e più sana.

4. **Prestazioni cognitive migliorate**: la funzione cognitiva è supportata e il rischio di declino cognitivo è ridotto adottando abitudini salutari per il cervello, gestendo condizioni croniche e stimolando le attività cognitive.

5. **Benessere positivo vicino a casa**: il benessere emotivo e la salute mentale possono essere migliorati nel corso della vita coltivando la resilienza emotiva, scoprendo significato e scopo e mantenendo le connessioni sociali.

Difficoltà e sorprendenti porte aperte nella maturazione solida

1. **Prendersi cura dei cambiamenti legati all'età**: attraverso adeguati aggiustamenti dell'esercizio fisico e dello stile di vita, riconoscere e adattarsi ai cambiamenti fisici come perdita muscolare, diminuzione della flessibilità e cambiamenti del metabolismo.

2. ** Supervisione delle condizioni in corso**: adottare una strategia proattiva per supervisionare le circostanze in corso, lavorando a stretto contatto con i fornitori di servizi medici per semplificare i piani terapeutici, i farmaci e i cambiamenti nello stile di vita.

3. **Come superare gli ostacoli all'invecchiamento in buona salute**: utilizzando le risorse della comunità, le reti di supporto e il sostegno, è possibile affrontare ostacoli comuni come la mancanza di motivazione, i vincoli finanziari, l'accesso all'assistenza sanitaria e l'isolamento sociale.

4. **Promuovere l'equità nell'invecchiamento**: Garantire opportunità inclusive per un invecchiamento in buona salute sostenendo un accesso equo all'assistenza sanitaria, alle risorse e ai servizi di supporto per gli anziani provenienti da contesti diversi.

In conclusione: in conclusione, un invecchiamento sano è un viaggio che consente alle persone di prosperare fisicamente, mentalmente ed emotivamente durante tutto il processo di invecchiamento. Adottando un approccio onnicomprensivo per affrontare il benessere, consolidando tecniche proattive e concentrandosi sulla prosperità, le persone possono migliorare la propria soddisfazione personale, ridurre il rischio di malattia e aumentare la durata della vita. Ogni aspetto dell'invecchiamento in buona salute contribuisce a una vita soddisfacente e significativa, dall'impegno in un'attività fisica regolare e dal mangiare bene alla coltivazione delle connessioni sociali e alla gestione dello stress. Gli individui possono affrontare con fiducia e ottimismo le complessità dell'invecchiamento riconoscendo le sfide, cogliendo le opportunità e coltivando la resilienza. Alla fine, maturare in modo solido non significa solo aggiungere molto tempo alla vita, ma anche aggiungere vita agli anni, abbracciando l'essenzialità, la ragione e la prosperità in ogni fase del processo di maturazione.

* 9 7 9 8 3 3 2 2 9 1 7 8 4 *